ぼんやり脳！

上手にボーッとできる人は
仕事も人生もうまくいく

精神科医・医学博士
西多昌規

飛鳥新社

はじめに

スケジュール帳には朝から晩まで予定がびっしり埋まっている。次から次に予定をこなし、移動時間やランチなど、わずかなスキマ時間にはスマホを使って、メールの返信などの用事を片づける。

忙しくするほど、人生は充実している――ビジネスパーソンでも、主婦の方でも、学生さんでも、そう思いながら日々を送っている人が多いのではないでしょうか。

はっきり申し上げましょう。

もし、そんな状態が何年も続いているのなら、あなたの脳は充実しているどころか、すでに危険な状態に陥《おちい》っているかもしれません！

「常に何かをやって忙しくしている」のは、脳にとって「非常に不健康な状態」。

じつは、脳をすこやかに維持するには、「何もせずにボーッとしている時間」が必要不可欠だったのです。これは最新の脳科学によりわかってきた成果です。

わたしたちが脳の力を引き出していくためには、

「常に何かをして頭を働かせること」よりも

「頭をぼんやりさせる時間をちゃんととること」

のほうがずっと大事だということが、明らかになってきたのです。

実際に、ボーッとしているときには、意識的課題を行なっているときの15倍ものエネルギーが脳内において使われていることが明らかにされています。脳にとっては「何かをすること」よりも「ぼんやりすること」のほうがずっと重要だったのです。

後ほどくわしくご説明しますが、こうしたぼんやり時の脳活動システムは、「**デフォルト・モード・ネットワーク**」と呼ばれています。わたしたちが脳をすこやかにキープしていくには、この「**ぼんやりモード・ネットワーク**」の機能を落とさないようにしていくことが非常に重要です。

このネットワークの機能があまりに低下してしまうと、うつ病や認知症などの心の病気になりやすくなることがわかっています。

一方、日々の生活の中でこの「ぼんやりモード・ネットワーク」を上手に働かせているると、さまざまな面において脳の力が効率よく発揮され、次のような多くのメリットがもたらされます。

- **ひらめきやアイディアが生まれやすくなる**
- **仕事の作業効率が上がる**
- **記憶力などの脳力がアップ**
- **人間関係などの悩みやストレスの解消**
- **いまの自分が「やるべきこと」がわかる**
- **人生や生活の軌道修正ができる**

え？

逆でしょ？　ぼんやりしていたら、できないはずのことばかりじゃないか――。

そう思うみなさんも多いことでしょう。

いまは納得できないのも無理はありませんが、本書を読み終わる頃には、きっとあなたはこう思うようになるはずです。

「ぼんやりせずに1日中忙しく過ごしてしまうなんて、自分はなんというもったいないことをしてきたんだろう」と。


みなさんの中にはこれまでの人生を忙しく全力でがんばってきて、ちょっと疲れてしまっていたり、壁にぶち当たっていたりする方もいるかもしれません。もしそうだとしたら、みなさんの人生に足りなかったのは「ぼんやり」だったのかもしれません。

さあ、みなさん、**本書でボーッとする技術を身につけて、日々「ぼんやりパワー」を生かしていくようにしましょう。**

そして、仕事や勉強、生活のパフォーマンスを大きく引き上げて自分を輝かせていきましょう。

もくじ

第1章

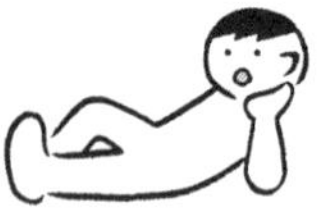

「ぼんやり」しているとき脳ではすごいことが起きている

第2章

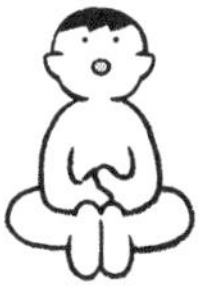

「ぼんやり」するだけで不安の9割は消える

第3章

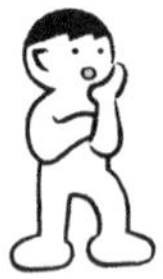

記憶力&仕事の効率がUPする「ぼんやり」の使い方

第4章

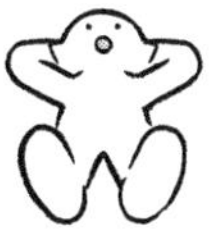

「ぼんやり脳」をつくるちょっとしたコツ

第5章

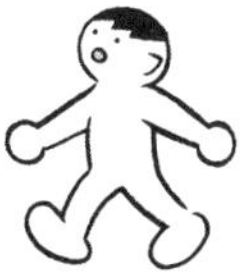

「ぼんやり上手」の人は人生もうまくいく！

第1章

「ぼんやり」しているとき脳ではすごいことが起きている

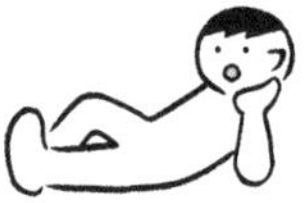

なぜスティーブ・ジョブズは「何もしない時間」を大切にしていたのか

みなさんは偉大な成功者の多くが、「何もせずにボーッとしている時間」を大切にしていることをご存じでしょうか。

たとえば、アップル創業者のスティーブ・ジョブズ。自伝の中でジョブズは、日常的に「何もせずに心身を休める時間」をとっていることを明らかにしています。また、その時間を持つことによって、「直感が花開く」「捉《とら》えにくいものの声が聞こえるようになる」とも述べています。

ジョブズにとって、ぼんやりすることは「創造を生み出すためのプロセスのひとつ」だったのでしょう。**多くの人は「何もしないでぼんやりすること＝ムダな時間」**

と捉えがちですが、ジョブズはその一見ムダに見える時間の中に大きな価値を見出していたのです。おそらく、ひらめきやアイディアを得るには、そういった時間が必要であることを知っていたのではないでしょうか。

もっとも、ボーッとしたりぼんやりしたりするのを創造や発明に生かしてきたのはジョブズだけではありません。

そもそも、「ぼんやりすること」と発明や発見との間に密接な関係があるであろうことは古くから指摘されていました。

アルキメデスはぼんやりとお風呂に入っているときに浴槽からあふれるお湯を見て「浮力の定理」を発見しましたし、ニュートンはボーッとしているときに、たまたまリンゴが落ちるのを目にして「万有引力の法則」を発見しています。もちろん彼らの場合、普段の研究生活で考えに考え詰めていたからこそ歴史的発見をすることができたのでしょうが、〝ひらめきやアイディアはひょっとしてボーッとしているときのほうが得られやすいんじゃないか〟ということは、わりと昔から取り沙汰されてきたテーマなのです。

ただ、どうしてぼんやりしているときにひらめきが浮かびやすいのかという脳のメカニズムは、ずっとわからないままでした。

ところが、近年の脳科学研究によって、とうとうその謎が解き明かされることになりました。

なんと、**人の脳は、一生懸命頭を使って考えたり仕事をしたりしているときよりも、「何もしないでボーッとしているとき」のほうが、より活発に活動している**ものだったのです。

ぼんやりしているときの脳の中では、自分の置かれた状況を振り返ったり、次の活動へ向けての準備を整えたり、乱雑に散らばったままの記憶やイメージを整理整頓したり、ボーッとしているうちに目に入ってくる情報を分析したりといったように、さまざまな作業が行なわれています。そして、こういった〝ぼんやりモード〟になっているときのほうが、平常活動時よりもさかんに脳のエネルギーが使われていることが明らかになったわけです。

また、後ほどくわしくご説明しますが、この〝ぼんやりモード〟になっているときの脳内においては、よりひらめきやアイディアが生まれやすい状態になっていることもわかってきました。「リンゴ」と「引力」という、一見まったく関係のないワードが結びついて大発見に至ったように、ビッグなひらめきというものは、脳内において異質なもの同士が結びついたときに訪れることが多いもの。

つまり、**ぼんやりと想念の波に揺られていることが、「頭の中で異質なイメージが結びつきやすい状況**（**＝ひらめきやすい状況**）」**をもたらしていた**わけです。

おそらく、過去、偉業を成し遂げた人たちの多くは、こうした〝ぼんやり機能〟をうまく生かしてブレイクスルーを得てきたのでしょう。

もちろん現代においても、各界で活躍している人には「ぼんやりする習慣」を持っている人がたくさんいます。

実業の分野では、ビル・ゲイツ、稲盛和夫《いなもりかずお》、スポーツ界では、大リーグのイチロー、サッカー日本代表の長谷部誠《はせべまこと》、そのほか、マドンナ、クリント・イーストウッド、リチャード・ギア……。この中には、ぼんやりする行為を「瞑想《めいそう》（メディテーション）」

と呼んでいる人も含まれていますが、脳にもたらされる活動としては機能的に大きな差はないと言っていいでしょう。

とにかく、成功者の多くは「何もせずにボーッとする時間がいかに大切であるか」を知っているのです。

ぼんやりすることは、創造と成功を生み出す大切なプロセス。

成功できるかできないか、ブレイクスルーを得られるか得られないかは、脳のぼんやり機能を生かしているかどうかがカギだったのです。

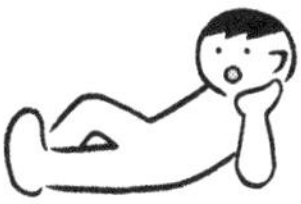

体の疲れに比べて脳の疲れは気づきにくい

いまの日本では「ボーッとすることのできない人」が増えてきているような気がします。

みなさんの中にも、日々スケジュールをパンパンに詰め込んで、そのタスクをこなすだけでいっぱいいっぱいになってしまっている人が少なくないのではないでしょうか。

早急に片づけなくてはならないタスクを常に何件も抱えていて、いつも何かしらのタスクに追われている。それらのタスクを片づけていくには、次から次に頭を使って判断を下さなくてはなりません。頭の中は「あの問題どう解決しよう」とか「次はあれをやらなきゃ」とか「ああ、もう時間がない！」とかといった考えでいつも満杯。そういうハチャメチャに忙しい状況では、心身ともに余裕がなくて、当然、ボーッとしてなんかいられませんよね。

それに、そこまで忙しいと、たとえ時間が空いたにしても、「ぼんやりしよう」「ボーッとしていよう」といったことに時間を使う人は少ないと思うのです。

たいていの人はちょっとでも時間が空けば、すぐさまスマホやタブレットを取り出して何かをすることでしょう。たまったメールを確認したり、メールや電話で連絡をとったり、ネットで情報を収集したり……。そういうふうに、すき間時間を少しでも有効に使おうとするのではないでしょうか。

つまり、現代のビジネスシーンにおいては、ほとんどの時間がタスクに追われて過ぎていき、タスクとタスクの合間にできたすき間時間は逐一《ちくいち》スマホで埋められていき、その結果、**「ぼんやりする時間」などまったくないような状態が〝ごく普通のこと〟になってしまっている**のです。

毎日忙しく仕事に追われている人たちの中には、「何かしていないと不安になってくる」「ボーッとしたくてもできない」「ぼんやりしていると、他人に置いていかれそうで怖い」といったことを口にする人もいます。まるで、日常生活の中からぼんやりする時間はもちろん、ぼんやりしようという考えも、ぼんやりするという機能すらも、すべて失われてしまったかのようです。

私は、これではいけないと思っています。

先ほども述べたように、「ぼんやり」は、ひらめきなどの創造力と深く結びついています。少しの時間もぼんやりできないようでは、いい企画やアイディアは到底浮かばないでしょう。創造力が発揮できない状況が続けば、一生懸命がんばっていても、かえって仕事のマイナスになってしまうかもしれません。

それに、**1日中、片時も休みなく頭を働かせているのは、脳の健康にもよくない**のです。

私は精神科の医者として、日々数多くのうつ病の患者さんや不眠症の患者さんと接しています。そういった心の不調を訴えている方々の中には、毎日働きづめに働いたあげく、脳に疲れをため込んでしまった方がかなりのパーセンテージでいらっしゃいます。

私が診てきた、働きづめが原因でうつなどの心の病にかかった方々は、たいていはまじめで几帳面《きちょうめん》な方たちです。何よりムダな時間が嫌いなので、何かやっていないと落ち着きません。頭を休めるヒマも惜しんで仕事のことを考えてしまいます。

あるスーパーに勤めているアラフォーの方は、店長に抜擢された責任感から、休憩もろくにとらずに店をひとりで切り盛りするような働き方を続けました。

店長の仕事はヒラ社員のときと違い、社員やバイトの人にもたえず目を行き届かせることが必要になってきます。平日は朝早くから夜遅くまで、仕入れ先との電話だけでなく、従業員への目配りをしてボーッとしている余裕もありません。夜遅く帰ると、次の日の資料作りや段取りをあれこれ考えて過ごします。そうしないと、不安で落ち着かないのです。

平日の疲れから、さすがに休みの日ぐらいは家にいるようにしましたが、じっとしていられず、スマホからメールやＬＩＮＥで指示を出す始末。そのうち、原因不明の胃痛やめまいに悩まされるようになりました。病院で検査を受けた結果、ストレスによる不調と診断されました。オーバーワークがもっと続けば、本格的なうつ病にまでなっていたかもしれません。

そもそも、**体の疲れに比べて、脳の疲れは気づきにくいもの。**体はオーバーワークが続けばへばってきますから、「ああ、ちょっとがんばりすぎかな」ということがわかります。しかし、**脳のほうはオーバーワークが続いても、わりとがんばることができてしまうのです。**「これはさすがにまずいかな」という疲労の赤信号がわかりにくいんですね。

そこが怖いところであって、日々赤信号に気づかずに脳を働きづめに働かせていると、いつの間にか疲労蓄積が限界を超えてしまい、うつ症状や不眠症状などの不調を訴えるようになっていくわけです。

次から次にタスクに追われて休みなく頭を働かせているのは、脳をどんどん追い詰めているようなもの。おそらく、みなさんのお知り合いにも赤信号に気づかずに限界を超えてしまった人がいらっしゃるのではないでしょうか。

要するに、脳にも休憩が必要なのです。ボーッとしたりぼんやりしたりする時間は、脳にとっては作業労働を離れて「ほっとひと息つけるインターバル」のようなもの。脳が健やかに機能するには、集中する作業や労働の合間合間に、そういう〝**ぼんやりインターバル**〟が必要なんですね。

ですからみなさん、「ぼんやりするヒマもないくらい忙しい」という状態が〝普通のこと〟になってしまってはいけません。「ぼんやりすること」はわたしたちにとって不可欠の脳活動。ハチャメチャに忙しい人こそ、ぼんやりする時間、ボーッとする時間を大切にしていかなくてはならないのです。

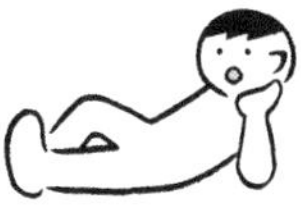

「時間術」ではなく「ぼんやり術」で差をつける

ここ数年、本屋さんに行くと「時間術」や「手帳術」をテーマにした本や雑誌が並んでいるのをよく見かけます。

パラパラとめくってみると、「他人に差をつけるためには、ほんの数分の時間もムダにしちゃいけない」とか、「すき間時間をフル活用して自分を磨こう」とか、「わずかな時間を有効に使える人こそが成功を手に入れられる」とかといったことが書いてあります。

たしかに時間は大切ですし、有効に使うに越したことはありません。

実際、「わずかな時間もムダにせずに何かをしよう」という人は着実に増えているような気がします。喫茶店で人を待っている間にパソコン仕事をしていたり、タクシーでの移動中にタブレットで検索をしていたり、会議の前の待ち時間に別の仕事をしていたり……。そういえば、電車内の人たちを見ても、だいたいはスマホを操作しているか寝ているかのどちらか。手持ち無沙汰にしている人はほとんど見かけなくなりましたね。

しかし、ほんのわずかな時間に対して汲々《きゅうきゅう》とするのは、少々余裕がなさすぎるような気がします。それに、すき間というすき間を全部何かをすることで埋めてしまったら、ほっとひと息つく時間すらなくなってしまうのではないでしょうか。

私は、ビジネスや自分磨きなどにおいて他人に差をつけるのには、「**いかに効率的に時間を使うか**」よりも「**いかに効率的にぼんやりするか**」のほうが大切なような気がしています。

先ほど申し上げたように、脳を健やかに機能させていくにはボーッとする時間が欠かせません。仕事と仕事の合間のすき間時間になるべくぼんやりするようにしていれば、脳の疲れがすっきりとれて、次の仕事に対してフレッシュな頭で臨《のぞ》むことができます。むしろ、そのほうがいいパフォーマンスを発揮することができるのではないでしょうか。

また、ボーッとしているとひらめきが湧きやすくなりますから、いい企画が浮かぶかもしれませんし、仕事上の懸案《けんあん》などに対しても〝そうか、こうすればよかったんだ〟という解決策が浮かぶかもしれません。そういうアイディアをどんどん提案していけば、社内の評価が高まるのは間違いなしですよね。

さらに、この後くわしくご説明しますが、**ぼんやりしているときの脳内においては、過去のことを反省したり未来に対する準備をしたりしながら、自分の現在の状況を立て直すようなネットワークが働いています。**

だいたいの人はボーッとしてはいても、〝さっきの会議での自分の発言、ちょっとまずかったかなあ〟とか、〝次の打ち合わせでは気を取り直してがんばらなくちゃいけないな〟とかといったことを、なんとなく頭に浮かべているもの。

そして、そういうふうに無意識のうちにぼんやりと頭に浮かべている反省や準備のイメージが、後々自分の思考や行動を修正するのに生きてくることになるわけです。
このように、仕事と仕事の合間に〝ぼんやりインターバル〟をとっていると、いろいろな面で自分にとってプラスに働くようになるのです。

このため私は、喫茶店などで誰かを待っているときの時間や、電車、バス、タクシー、飛行機などでの**移動時間は「ぼんやりするための貴重なひととき」**だととらえています。オフィスの中だと電話が鳴ったり上司や同僚の目が気になったりしてなかなかボーッとできないものですが、外出先や移動中なら堂々とぼんやりすることができますよね。

ですからみなさんも、これまでの考えを改めて、ちょっとしたすき間時間や移動時間を「ぼんやりタイム」に使ってみませんか?
私は、ビジネスでも自分磨きでも、結果的にそのほうがステップアップにつながると思います。

いまの世の中では、多くの人が「他人より1分でも多く何かをする」ことにあくせくしています。でも、そうやって競い合うかのように時間を使おうとしていてはいつか疲れ果ててしまいます。

いまのように誰もかれもが時間に追われて忙しくしているような状況においては、「他人より1分でも多く何かをする」よりも、むしろ「他人より1分でも長くぼんやりする」ことのほうが大事なのではないでしょうか。**「時間術」を学ぶよりも、「ぼんやり術」を学ぶほうが、より脳の力を引き出して自分を伸ばしていくことができる**のです。

さあ、みなさん、そろそろ「果てのない時間競争」から降りて、自分の脳を時間の縛りから解き放ちましょう。

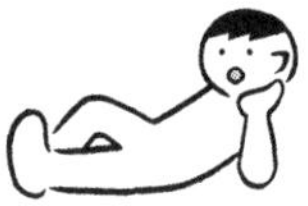

「ボーッとしているときの脳」は仕事時の15倍もエネルギーを使っていた！

「はじめに」のところでもちょっとご紹介しましたが、何もせずにボーッとしているときに働いている脳のネットワークは、「**デフォルト・モード・ネットワーク**」と呼ばれています。

「デフォルト」とは、「**あらかじめ組み込まれている標準機能**」という意味合いを持った言葉です。「普通」「通常」という意味で使われることも多く、脳科学の本や雑誌を見ていると、デフォルト・モード・ネットワークは「安静時の脳活動」と訳されていることが多いようです。わたしたちの日常会話の中でも「あいつはああいう態度がデフォだよ」「あの店はいつも20人待ちがデフォ」など、「普段どおり」「いつも～

だ」というような意味で浸透してきていますね。

ただ、この「デフォルト」という言葉は、いろんな分野でそれぞれ違った使い方をされていて、パソコンの分野では初期設定という意味で使われているし、国際経済の分野では債務不履行《さいむふりこう》して借金をチャラにすることをデフォルトと呼んでいます。ちょっとややこしいですね。

さらに、「デフォルト」の語源を調べてみると、「**なまける**」とか「**サボる**」とかといったニュアンスも含まれているようです。だから、私としては、「なまけモード・ネットワーク」「サボりモード・ネットワーク」「ぼんやりモード・ネットワーク」といった訳し方も十分アリなのではないかと思っています。まあ、この本の趣旨に沿わせるのであれば、「**ぼんやりモード・ネットワーク**」がいちばんフィット感があるのではないでしょうか。

ともあれ、この項目では「デフォルト・モード・ネットワーク」について、少しくわしく説明しておくことにしましょう。

デフォルト・モード・ネットワークの存在を世界ではじめて明らかにしたのは、ワシントン大学のＭ・Ｅ・レイクル教授です。

そもそも、脳科学研究は、ファンクショナルＭＲＩ（機能的《きのうてき》磁気《じき》共鳴《きょうめい》画像《がぞう》装置《そうち》）という機械が導入され、脳血流が活性化している部分を視覚的に追えるようになったことで画期的に進展しました。このファンクショナルＭＲＩが登場したことによって、研究者は、被験者がどんなことをしているときに脳がどういう反応を示すかを画像で調べられるようになったわけです。

もっとも、当初、ほとんどの研究者は、「計算問題に集中しているときの脳活動はどうなっているのか」とか、「文章を読んでいるときの脳活動はどうなっているのか」とか、何らかの課題作業を行なっているときの脳の状態ばかりを追いかけていました。

つまり、「安静時の脳の活動がどうなっているのか」なんて、まったく興味の外。「課題による刺激が入っていないときの脳は、意味のある活動などしていない」という先入観があって、みんな、何もしていないときの脳なんて調べる必要はないだろうと決めつけていたんですね。

ところが、違ったのです。レイクル教授は、ファンクショナルMRIの画像を見ていて、いろいろな課題を行なうときに血流が下がっていた後部帯状回《こうぶたいじょうかい》と前頭葉内側《ぜんとうようないそく》部《ぶ》という部位が、反対にボーッとしていたときには、エネルギーを最も多く消費しているのに気づきました。**つまり、後部帯状回と前頭葉内側部は、課題をしていない時に活動が高まることがわかったのです。**

これは、脳が安静にしているときに活動が大きく高まるネットワークがあるということ。

さらに研究を進めてみると、このネットワークにおいては、何もせずにぼんやりしているときに活動が高まって、文章を音読したり計算をしたりといった課題作業に取り組んでいるときには活動が低下することがわかりました。

そして、レイクル教授は、この何もしていないときに働く脳活動を「デフォルト・モード・ネットワーク」と名づけたわけです。

この研究においてとりわけ人々を驚かせたのは、**脳の活動エネルギーの大半をデフォルト・モード・ネットワークが使っていた**という点でしょう。レイクル教授によ

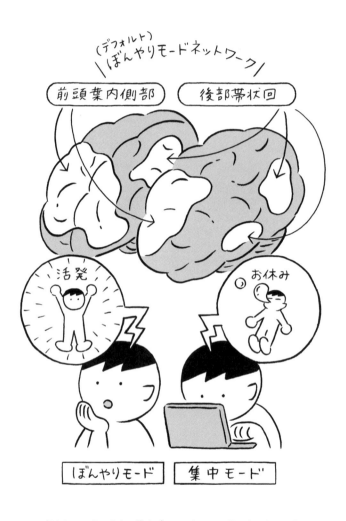

何もしていないときに働くデフォルト・モード・ネットワーク

れば、脳が消費するエネルギーのうち、本を読んだり仕事をしたりといった「意識的な活動」に使われるエネルギーはわずかに全体の5%ほど。約20%のエネルギーは脳細胞のメンテナンスに充《あ》てられ、残り75%のエネルギーが「何もせずにぼんやりしているときの活動」のために使われているというのです。

5%と75%では15倍の差がありますから、**「何もせずにボーッとしているとき」は「意識的な活動をしているとき」の15倍ものエネルギーが使われている**ということになりますね。

つまり、脳のエネルギー消費の面から言えば、「何もせずにぼんやりしているとき」の活動のほうがメインだったということ。仕事や作業に集中したり、資料や本に目を通したり、誰かとコミュニケーションをとったりといった意識的な活動は、脳のエネルギー消費量からすれば〝どうでもいい〟というくらいのちっぽけなものであったわけです。

わたしたちは通常、「何もせずにボーッとしていること」よりも「意識的に働いていること」に価値を置いて日々の生活を送っています。ぼんやりしている姿は、周囲の人から仕事や作業をなまけていたり集中力を欠いていたりしているように見られてしまいがちです。

しかし、そういうぼんやりしている時間にこそ、脳は大量のエネルギーを投入して重要な活動を行なっていたわけです。わたしたちは、これまでの先入観や価値観をいったんリセットして、「なまけモード・ネットワーク」「ぼんやりモード・ネットワーク」の大切さを見直していく必要があるのかもしれません。

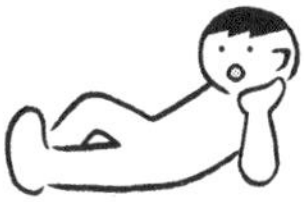

デフォルト・モード・ネットワークは自分を立て直すためのシステム

それにしても、何もせずにぼんやりしているときの脳内では、どんな活動が行なわれているのでしょう。「意識的な活動時」の15倍ものエネルギーは、いったい何のために使われているのでしょうか。

この問題に関しては、実はまだよくわかってはいません。ただ、発見者のレイクル教授を含め、多くの人が「おそらく、こういう働きをしているのではないか」という説を唱えています。

こうした説を総合すると、デフォルト・モード・ネットワークの働きは、だいたい次の5点にまとめられます。

1 「スタンバイ状態」を維持する

スタンバイとは、いつでも対応できるように、慣らして準備しておくこと。パソコンなどの機械では、電源がONになっていて、操作さえすればすぐに作業に戻れるスリープモードのことを「スタンバイ状態」と呼んでいます。つまり、何もせずにボーッとしているときの脳も、これと同じように「**いつでも仕事や作業に戻れる状態**」**を維持しているの**です。

こうした状態を維持するには、かなりのエネルギーが必要となるはずです。スタンバイ状態は、車であればエンジンがかかっていて、いつでも発進することのできる「暖機運転」の状態のようなもの。長時間にわたって暖機運転を続けていれば、それだけでかなりの燃料を消費してしまうことになりますよね。おそらく脳も、何もしていないときは、自動的に「いつでも発進できる態勢」にシフトするようになっている。そして、その態勢をキープするために多くのエネルギーを消費しているのです。

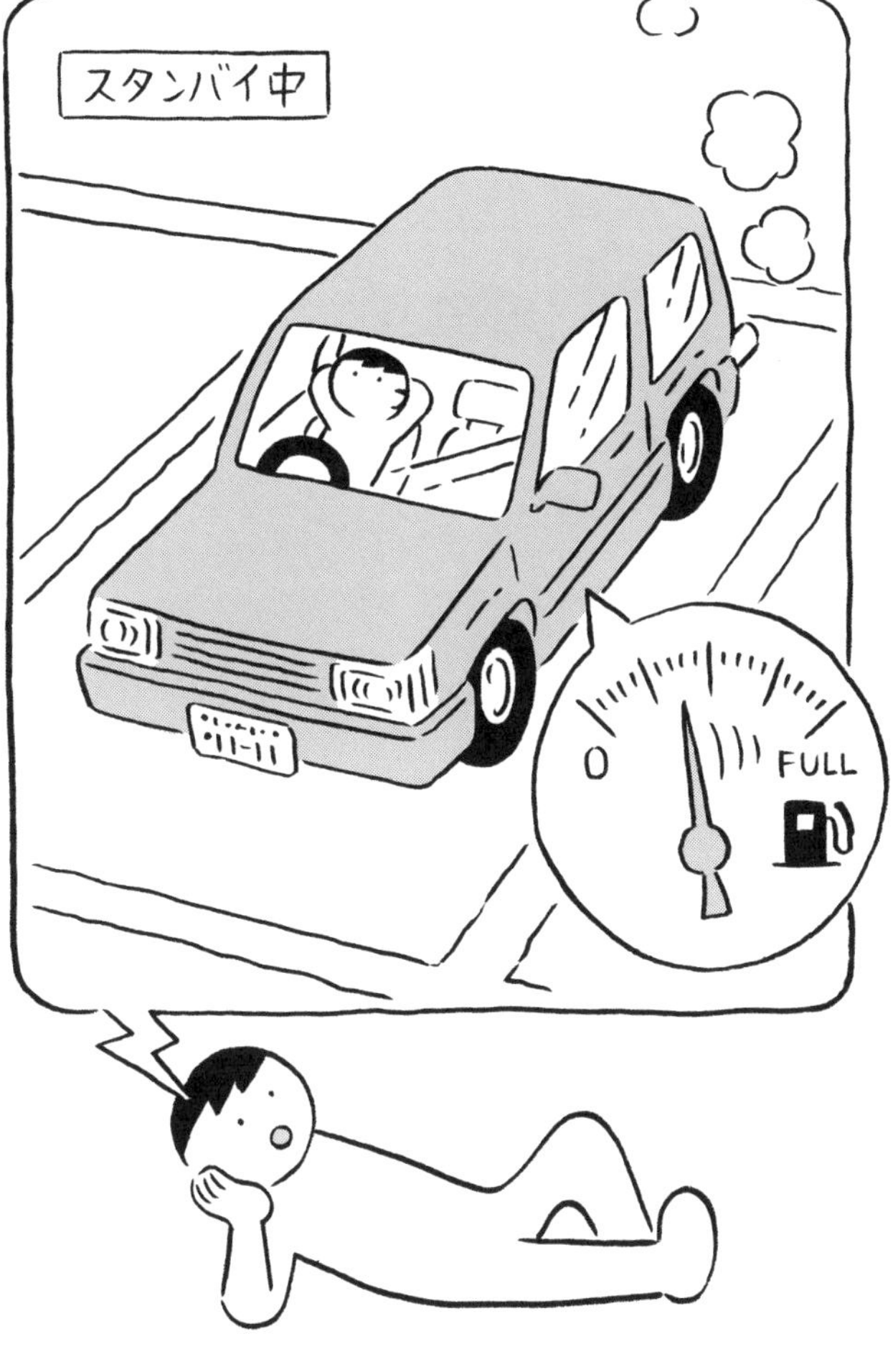

第１章

「ぼんやり」しているとき
脳ではすごいことが起きている

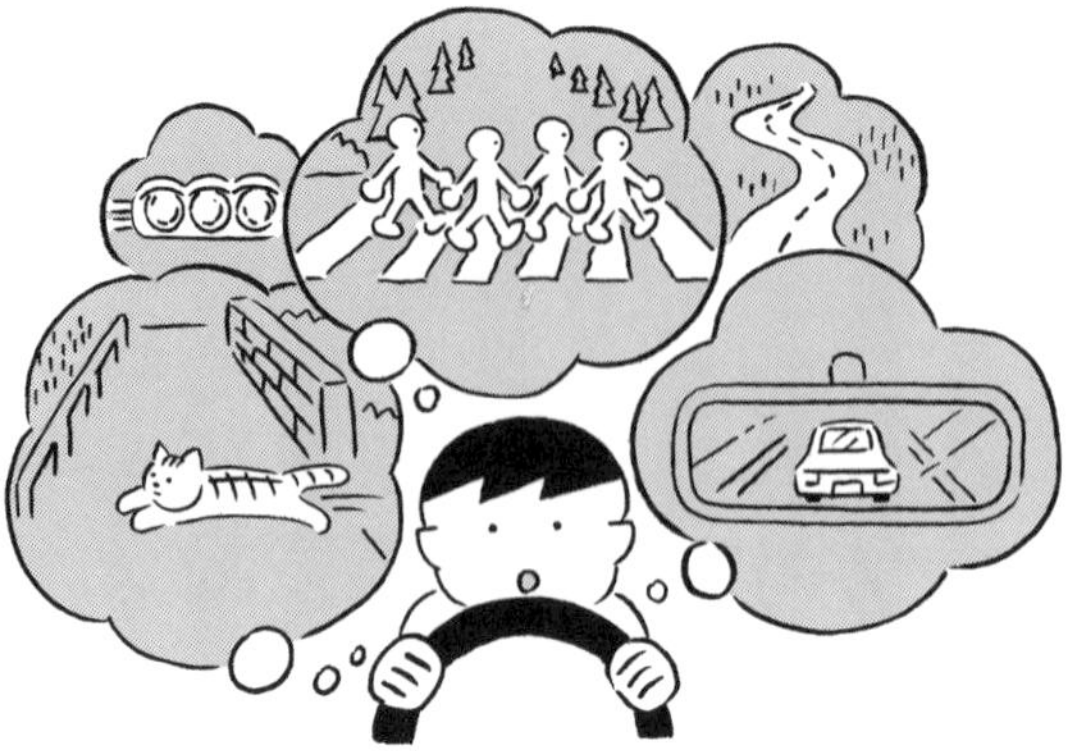

2 これから起こり得る出来事を予測して備える

何もせずにぼんやりしているときは、次のスケジュールのことやこれから自分の身に起こり得る出来事のことをなんとなくイメージしていることが多いもの。

停車してスタンバイしているときに、発車後に起こるであろう展開をぼんやりと予測して備えているわけです。

これは、無意識のうちに行なわれている「シミュレーション機能」のようなものといっていいでしょう。

3 記憶を定着しやすくしたり、整理・統合したりする

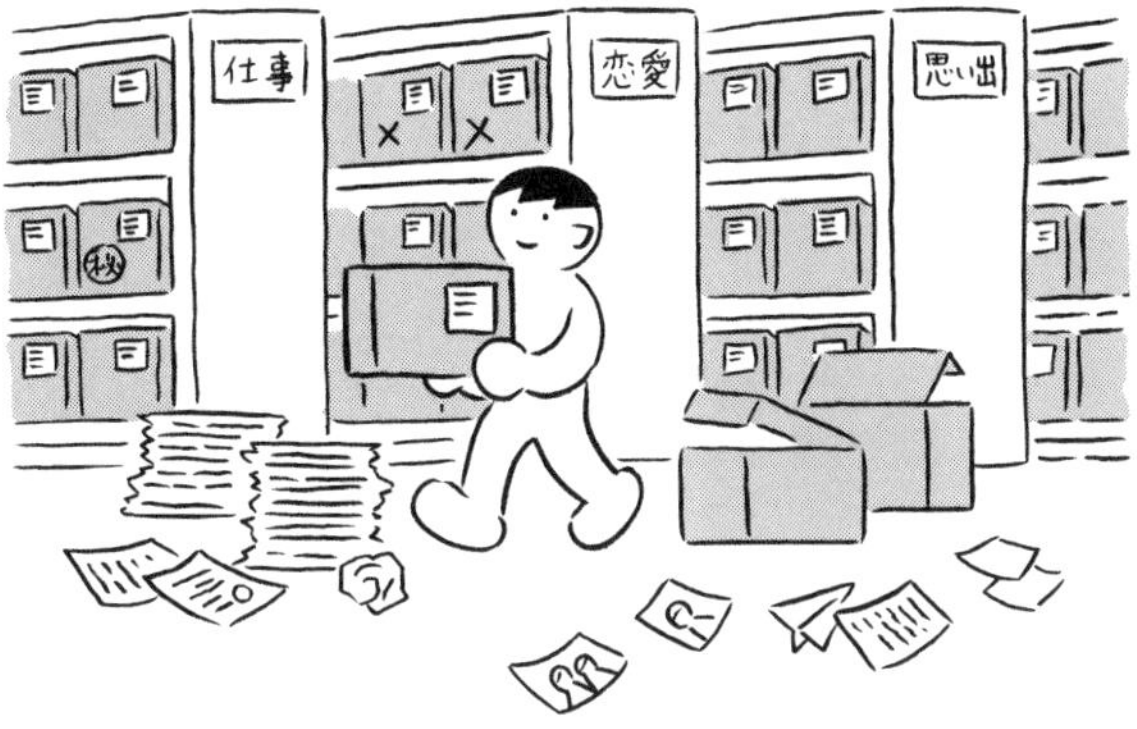

後の章でくわしく述べますが、デフォルト・モード・ネットワークは、脳の記憶システムと密接なかかわりがあります。また、何もせずにぼんやりしていると、雑多な記憶やイメージが次々に浮かんでくるもの。そうやって頭にいろいろなことを浮かべるうちに、記憶やイメージが整理されてきたり統合されてきたりする場合もあります。

さらに、時には、こうした整理・統合によって、アイディア、解決策などのひらめきが得られることもあります。

4 自分の置かれている状況を内省する

ボーッとしているときは、ふと「自分はこのままでいいのだろうか」とか「いま、自分はもっとほかにやるべきことがあるのではないだろうか」とかといったことを考えるもの。いつの間にか自分のいまの状況や自分の置かれている立場を振り返って、反省をしたり自問自答したりしていることが多いのです。デフォルト・モード・ネットワークには、自分を点検して内省を促《うなが》す働きがあるのでしょう。

なお、この内省のネットワークは、「**自分がどんな人間であるか**（自己認識）」「**自分がいまどこで何をやっているのか**（見当識）」**を把握するのにも重要な役割を果たしている**とされています。自己を正しく把握することは生きていくうえでとても大切。だから、仕事などの集中を離れたときに、自分のベースとなる基本情報を振り返って点検するように設定されているのかもしれません。

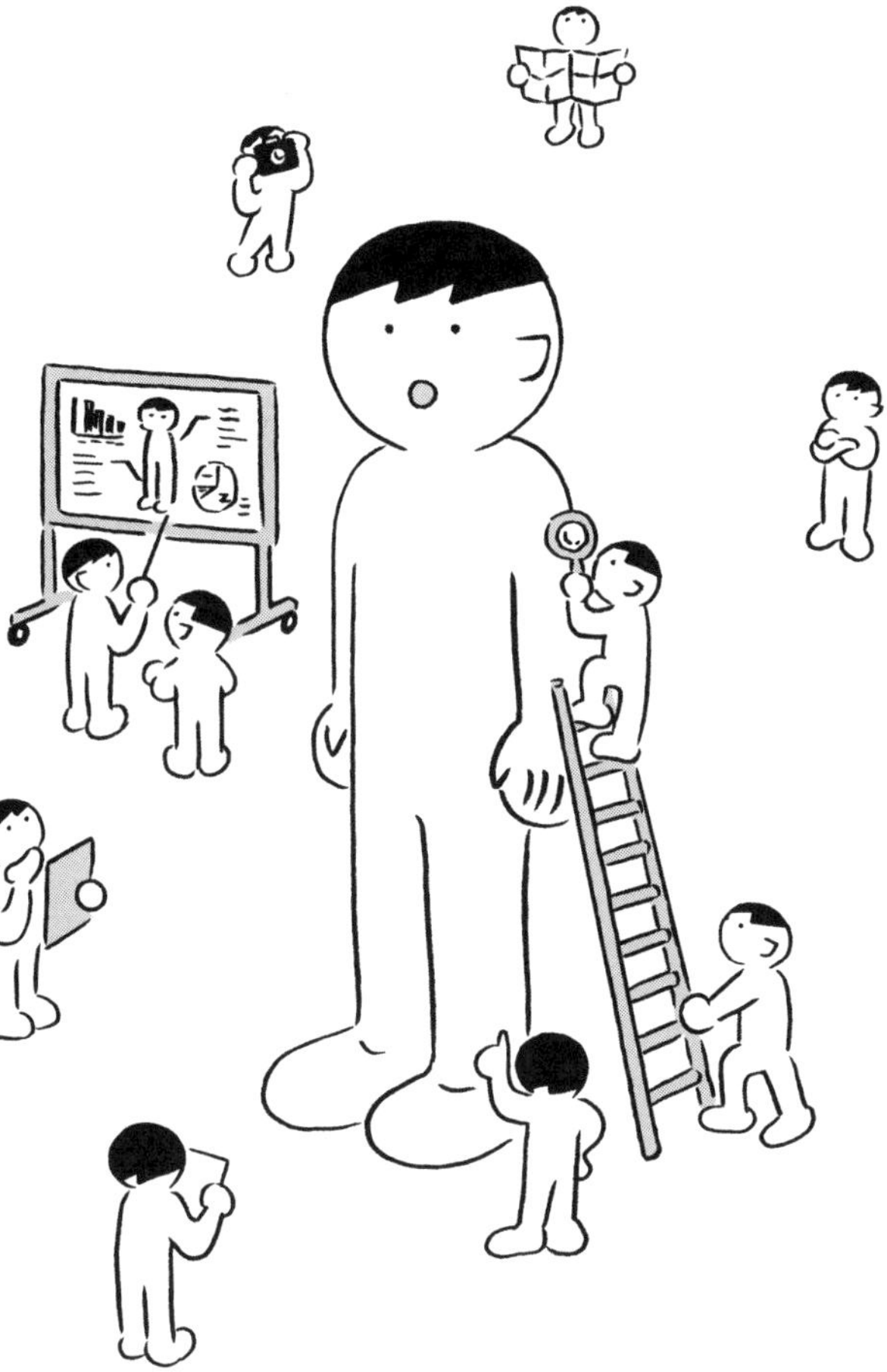

第１章

「ぼんやり」しているとき 脳ではすごいことが起きている

5 過度な集中から「いつもの自分」に立ち返る

「我を忘れる」「時を忘れる」というように、何かに集中したり夢中になったりしているときは、正しい状況が見えなくなりがちなもの。

デフォルト・モード・ネットワークには、そういう過度な集中から「いつもの自分の状態」を取り戻す働きもあると考えられます。ギアがトップに入った状態からいったんニュートラルな状態に戻って、平静の自分に立ち返るわけです。

「いつもの自分」に戻れば、心が落ち着き、体から余計な力が抜けて、冷静に判断したり行動したりすることができるようになります。

これを利用していけば、仕事やスポーツなどで、より自分の力を発揮していけるようになるのではないでしょうか。

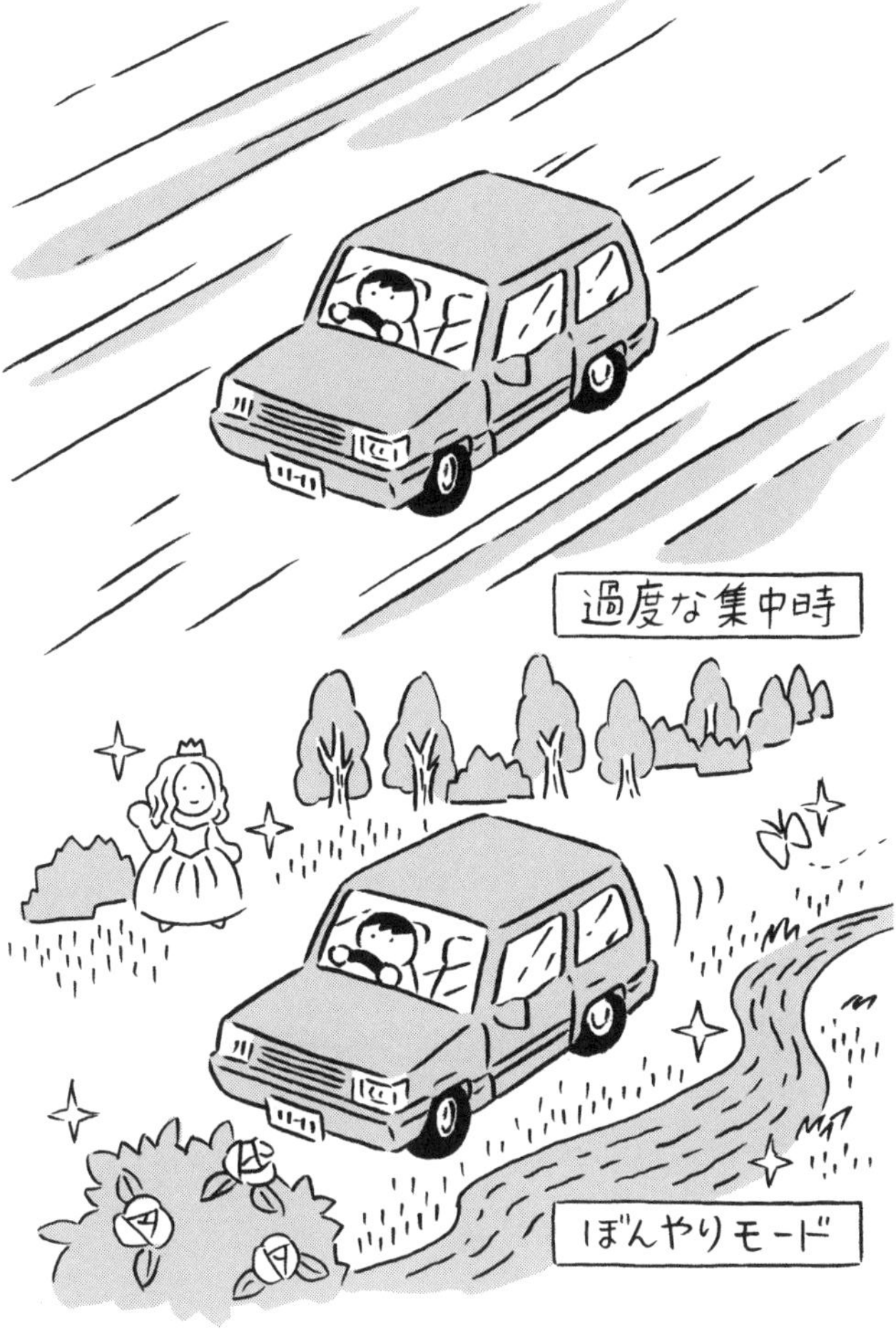
過度な集中時
ぼんやりモード

いかがでしょう。

このように、「ぼんやりモード」になっているときの脳内では、記憶や情報の整理整頓、次の活動への準備、自己の反省や点検など、じつにいろんなことが行なわれていると考えられるのです。

おそらく、デフォルト・モード・ネットワークとは、こうしたいろいろなことを行ないながら脳を基本的な状態に回復させて、**脳の恒常性を保っていくシステム**なのではないでしょうか。

何事もそうかもしれませんが、「基本に返る」ということは大切です。興奮したり怒ったりしたときはいったん基本に返って落ち着こうとするものですし、深く落ち込んだときも気持ちを切り替えていつもの自分に戻ろうとします。それに、スポーツや仕事でも、スランプに陥ったときは基本に返ってコトを進めると立ち直りが早くなると言われていますよね。

私は、デフォルト・モード・ネットワークのもっとも重要な役割も「基本に返って、いったん立て直す」という点にあるような気がしています。いまの自分の状態をよりしっかりと立て直すために、ぼんやりとしながら、記憶を整理したり、自分のポジションを確かめたり、過去の出来事を反省したり、これから起こりそうなことを予測したりしているのではないでしょうか。

ですから、この「ぼんやりモード・ネットワーク」を私流に定義するのであれば、「**脳を基本状態に戻して、自分を立て直すためのシステム**」といった感じがいちばんしっくりします。

さて、みなさんはこの「自分を立て直すためのネットワーク」をうまく使えているでしょうか。

もし、毎日忙しくてぼんやりしているヒマもないという状態だとしたら、使えていないも同然です。

脳の力をより発揮していきたいのなら、小まめに立て直しをしてスタンバイしていかなくてはなりません。そのためにも「何もせずにぼんやりする時間」を大切にしていきましょう。

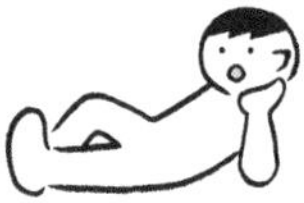

「ぼんやりモード」の機能が落ちると心の病気になりやすい

ところで、デフォルト・モード・ネットワークがいまの医学界において注目されているのには、ある大きな理由があります。

じつは、アルツハイマー型認知症、うつ病、統合失調症《とうごうしっちょうしょう》などの精神疾患と深いつながりがあることがわかっているのです。

つまり、**これらの心の病気は、デフォルト・モード・ネットワークの機能トラブルによって発生している可能性が大きい**ということ。デフォルト・モード・ネットワークの働きを正確につきとめることができれば、これらの病気の早期発見や治療につなげていけるかもしれないわけです。それで、多くの研究者の注目を集めているのです。

では、どんな心の病気が関係してくるのか、ここで簡単にご紹介しておくことにしましょう。

・アルツハイマー型認知症

アルツハイマー型認知症は、認知症の中でも最も多いとされており、記憶障害や判断力の低下をはじめとしたさまざまな症状を引き起こします。

デフォルト・モード・ネットワークでは前頭葉内側部や後部帯状回などの領域の活動が高まるのですが、これらの脳領域はアルツハイマー型認知症で萎縮《いしゅく》が進む部位とぴったり重なっています。アルツハイマー型認知症の発症にデフォルト・モード・ネットワークが関わっていることは科学的に明らかにされていて、ネットワーク内において同期して活動する領域が減ってくると、脳萎縮や認知症の症状が進みやすくなるとされているのです。

すでに、デフォルト・モード・ネットワークのつながりを調べることによってアルツハイマー型認知症を超早期に発見しようという研究プロジェクトも進んでいます。

今後デフォルト・モード・ネットワークの研究が進めば、アルツハイマー型認知症の治療にも希望の光が見えてくることでしょう。

・うつ病

うつ病の患者には、仕事や作業をしているときにデフォルト・モード・ネットワークの活動が下がらないケースが多いことがわかっています。これは「ぼんやりモード」をコントロールできなくなっているようなもの。このために、「集中しようとしても集中できない」「休むべきときに休めない」「夜、眠れない」といった不調が起こるのではないかとされています。

・統合失調症

統合失調症の患者では、デフォルト・モード・ネットワークの活動が健康な人よりも高まっています。統合失調症は、認知障害、幻覚、妄想など、多様な症状が現われる精神疾患です。くわしい因果関係はまだわかっていませんが、デフォルト・モード・ネットワークの過剰な活動がこうした症状につながっているという可能性も指摘されています。

このほか、ADHD（注意欠如・多動性障害）、自閉症スペクトラム、慢性疼痛《まんせいとうつう》などにも、デフォルト・モード・ネットワークの機能的トラブルが関係しているのではないかとされています。

このように、数多くの心の病気に「ぼんやりモード・ネットワーク」の機能異常が影響しているのです。ですから、わたしたちは**心の健康をキープしていくうえでも普段から「ぼんやりする時間」をとるようにしていくべき**なのでしょう。

もちろん、ぼんやりするようにしたからといって、これらの心の病気を防げるとは限りません。残念ながら、現状では「ぼんやりする時間をとれば心の病気を防げる」といったはっきりしたことは言えないのです。

しかし、少なくとも、「心の健康維持」のためにまったく役に立たないということはないでしょう。デフォルト・モード・ネットワークの機能を普段からちゃんと使っていくことは、脳活動をより健全にします。なかでも、**脳の疲労蓄積を防ぐという点では「ぼんやりする習慣」が欠かせません。**

前にも述べたように、脳はずっと集中し続けることはできません。いつもいつも忙しく働いていたら、どんどん脳に疲労がたまっていき、いつかはその疲労が限界を超えてしまいます。

脳にとって、日々休みなく働き続けるのは、けっこう危険なことなのです。おそらく、**デフォルト・モード・ネットワークは、そういう危険性から脳を防衛するためのシステムでもあるのでしょう。**

そういう意味で言えば、「ぼんやりすること」は、わたしたちの脳と心を守っていくための健康習慣なのかもしれませんね。

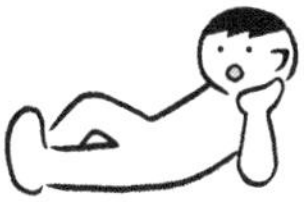

「ぼんやり半分」がビッグなひらめきを生む

さて、ここまでデフォルト・モード・ネットワークの働きについて見てきましたが、みなさんはどのような感想をお持ちでしょう。

きっと、「まさか、何もせずにボーッとしていることが、こんなにも重要な役割を果たしているとは思わなかった」という人も多いのではないでしょうか。また、中には「よーし、企画やアイディアもひらめきやすくなるっていうし、さっそく今日からは、できるだけぼんやりするようにしよう」と意気込んでいる人もいらっしゃるかもしれません。

ただ、ひとつご注意申し上げておきましょう。

いくら「ぼんやりすること」がいいからといっても、1日中何もせずにぼんやりしていてはダメなのです。

あくまで、慌ただしい日常を送っている人が〝要所要所〟でぼんやりするからいいということ。忙しい人が「たまに」ぼんやりするからいいのであって、「ずっと」ぼんやりしっぱなしではダメなんですね。

要するに、大切なのはメリハリ。

ひらめきを得るにしても、メリハリのある頭の使い方をする必要があります。先に例に挙げたアルキメデスやニュートンも、普段は、自然を支配する物理法則について嫌というほど考え詰めていたのでしょう。だからこそ、たまたまぼんやりしたときにひらめいて大発見をすることができたわけです。

つまり、**「みっちりと集中した時間」があってこそ、その後の「ぼんやりする時間」が生きてくる**のだということ。

だから、何らかの問題を解こうとしているのであれば、徹底的に考える時間がなくてはなりません。何か新しいことを生み出そうとしているのであれば、ああでもないこうでもないと試行錯誤する時間がなくてはなりません。人間関係などに悩んでいるのであれば、ああしたほうがいいか、こうしたほうがいいかと悩みに悩む時間が必要でしょう。

そういうふうに、何かを追いかけたり何かに頭を悩ませたりしている時間を過ごしていてこそ、たまにボーッとしているときに「そうか、この手があったんだ！」「あっ、わかった、こうすればよかったんだ！」というひらめきや解決案が浮かびやすくなるのです。

とにかく、いまの世は、ただがんばってさえいれば結果が出るという時代ではありません。日々忙しくがんばるだけなら誰にだってできます。残念ながら、**もうがんばるだけでは他人に差をつけることができない**のです。

他との差を大きくつけるのは、クリエイティブなアイディアやひらめきです。世間をアッと驚かせるような目新しいアイディアや、誰も考えつかなかったような斬新な切り口の企画が個人や企業を浮かび上がらせていくのです。時には、ほんのちょっとした思いつきやひらめきが、時代を変えるような大きなイノベーションへとつながることだってあります。

そして、そういう画期的なアイディアやひらめきを生むには、デフォルト・モード・ネットワークをうまく機能させていくことが欠かせないのです。普段の仕事などで「ぼんやりモード・ネットワーク」をうまく生かしつつ、自分の創造性を発揮していくべきなのです。

ですから、ぜひみなさんも、ひたすら忙しくがんばっているだけではなく、要所要所に「ぼんやり」をうまく挟んで、メリハリのある頭の使い方をしていくようにしてください。

しっかり「ぼんやり」しなければならないわけではありません。「ちょくちょくぼんやり」「ぼんやり半分」のような、気軽なものでOKです。

キーワードは「考えに考え抜いて、たまにぼんやり」。

これをうまく習慣にしていけば、いずれみなさんにも、周りの人をアッと驚かせるような素晴らしいひらめきが生まれるかもしれませんよ。

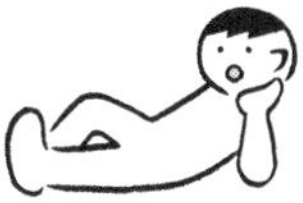

日本人の損な国民性って？

日本人は世界でもっとも「働き者」の民族だと言われています。その労をいとわない仕事ぶりは昔から「働きバチ」と揶揄《やゆ》されるほど。もちろん人により差はありますが、わたしたちは基本的にまじめで勤勉で仕事好きな国民性を持って生まれついているといっていいでしょう。

もっとも、それは裏返して言えば、**休んだり、サボったり、なまけたりするのがヘタ**だということ。すなわち、日本人は何もせずにボーッとしているのが苦手な国民性なのではないでしょうか。

みなさんの周りを見渡しても、きっと、せっかちで気ぜわしく、いつも何かしていないと落ち着かないような人が多いのではありませんか？

みんなまるで、「朝から晩まで忙しくしていること」が義務であるかのよう。オフィス街のビジネスパーソンを眺めていても、〝ぼんやりしているヒマなんてあるわけないだろ〟という感じで足早に通り過ぎていく人が目立ちます。アメリカのニューヨークあたりにも超多忙なビジネスマンはいますが、日本人よりはまだ少し余裕があるような気がします。おそらく、日本人は世界でいちばんせわしく働く民族であり、同時に、世界でいちばんデフォルト・モード・ネットワークを使えていない民族なのではないでしょうか。


それにしても、いったいどうして日本人は「忙しいこと」が絶対の義務であるかのように働くのでしょう。

きっと、これにはいろんな理由があると思います。明治以来、西洋に追いつけ追い越せと気ぜわしく近代化をはかってきたせいもあるのかもしれませんし、民族学的な遺伝体質も関係しているのかもしれません。

ただ私は、いちばんの理由は「**日本人が何もしないことに不安を感じやすい点**」にあると思っています。たぶんみなさんも心当たりがあると思いますが、「何もしていないこと」「ヒマであること」に対して、引け目に似た不安を感じてしまうのです。何もしていないでいると、自然に「他のみんなはがんばっているのに自分はヒマにしていていいのか」とか「ぼんやりしているうちに他のみんなから置いていかれはしないか」とかといった思考が働いてしまうんですね。

なかには、何もしないでいることを「罪」のように感じてしまう人もいます。ヒマで何もやることがないと、誰からも必要とされず、「ダメ人間」の烙印《らくいん》を押されたかのように受け取ってしまうのです。

なかでも、うつ病などで会社を休職すると、こういった考えを過度にふくらませてしまう傾向がみられます。また、不安症状が強い患者さんでは、何もせずにぼんやりしていると不安を強めてしまうケースが多く、そういう場合は「**料理でも折り紙でも構わないから、なるべく手を動かして作業をするといいですよ**」というアドバイスをすることもあります。

おそらく、もともと不安感情は何もしないでいると高まるものであり、とりわけ日本人の場合、それが強く出る傾向があるのかもしれません。そして、そういう〝下地〟があるから、（不安にならないように）寸暇《すんか》を惜しんで仕事をがんばってしまうのです。

つまり、忙しく働くのは、不安を打ち消すためのようなもの。働かずに何もしないでいると不安がもたげてくるから、1分1秒もムダにせず、「忙しくしていること」を義務のようにして働いているのです。

前にも述べましたが、最近は「ボーッとしたくてもできない」という人が増えてきています。そういう人に話を聞くと、「何もしない時間が耐えられない」「ぼんやりしていると焦りが込み上げてくる」といったことを口にします。それも結局は、不安感の裏返しということなのでしょう。

このように考えると、日本人の勤勉すぎる国民性は、デフォルト・モード・ネットワークを働かせるのにもっとも向かないものなのかもしれませんね。

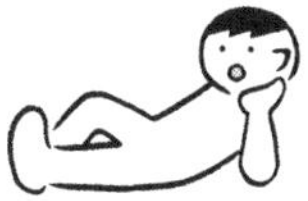

「何もしないこと」をひとつのタスクと考えよう

前の項目で見たように、わたしたち日本人は「ぼんやりモード・ネットワーク」を働かせるのが苦手です。でもだからといって、〝苦手科目〟をそのまま放っていてはいけません。

何もせずにいれば、どのみち「片時も休まずに忙しく働く」ような方向へとシフトしていってしまう人が多いでしょう。日々あまりに忙しすぎる生活を送っていると、デフォルト・モード・ネットワークの機能は徐々に低下していってしまいます。先述のように、こうした機能低下が進めば、うつ病や認知症などを発症するリスクが高まってきてしまうのです。

では、いったいどうすればいいのか。

私は、**「何もせずにぼんやりすること」を仕事のひとつのように考えて実践していく**」のがいちばんいいと思います。

つまり、ぼんやりすることを「やらなければいけないタスク」と考えて、仕事の合間などにできるだけそのタスクを実行に移していくようにするのです。そうやって「仕事の一部」のように考えていけば〝時間がもったいない〟〝こんなことをしていていいのか〟といった考えにとらわれることもありません。

要するに、ぼんやりするのも仕事のうちだと思って、「できるだけ、何もしないようにがんばる」わけですね。

では、いったい何分ぐらいぼんやりすればいいのでしょうか。これには、37℃以上は熱がある、160以上は高血圧などといった、はっきりした基準はありません。5分がよくて6分が悪いというのは、おかしな話です。

これを書いているいま、私はスタンフォード大学で研究をしています。ベストセラーの『スタンフォードの自分を変える教室』（大和書房）の著者であるケリー・マクゴニガル先生は、ちょっと前まで大学の近くでヨガ教室をされていたそうです。

マクゴニガル先生の本を読むと、瞑想について「まずは、1日5分から始めてください。それが習慣化したら、こんどは1日10分から15分やってみてください」と書いてあります。

基本的には、このようにできる時間から始めるというのが現実的でしょう。「ぼんやり」は瞑想ほどではないので、**3分からでも大丈夫**だと考えています。現代人にとって3分は、意外に長い時間です。ただ、それより短い時間になると「セカセカ感」が強くなってしまいますね。

それに、「ぼんやり」するには、何分とか何秒とか、あまりに気にしすぎるのもよくありません。時間が気になってぼんやりできないのでは、本末転倒です。キリのいい3分から始めるのが、わたしたちにとってはいいのではないでしょうか。「ぼんやり」は、無理にがんばってするものでもないからです。

ちなみに、私は仕事をがんばりすぎてうつ症状が現われてきてしまった患者さんに、よく「あまりがんばりすぎないでくださいね」と声をかけます。すると、「はい、わかりました。がんばらないようにがんばります」と答える患者さんもいます。決して笑い話ではなく、そう答える人が多いのです。

でも、私は、**「がんばらないようにがんばる」でOK**だと思っています。いくらがんばらないようにしようとしても、長年の習慣はなかなか変えられないもの。だったら、普段から「できるだけ、がんばらないように努力しよう」と意識しているだけでもいいのです。

きっと、「今日はずっと働きづめだな……ぼんやりしなくちゃ」とか、「次の打ち合わせが終わったら3分だけ『ぼんやりタイム』をとろう」とかといったように、日々「ぼんやり」を意識していれば、そのうちに慣れてくるはずです。そうすれば、だんだん自分の生活や仕事のリズムに合わせて、タイミングよくボーッとする時間をとれるようになっていくはずです。

ぜひみなさんも、スケジュール帳の合間合間に「ぼんやりタイム」という空白を書き込むようなつもりで実践するようにしてみてください。

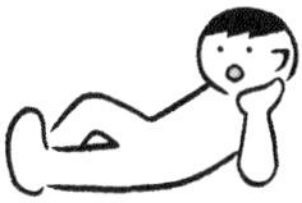

結果を出せる「ぼんやり上手」が時代を変えていく

「あの人、何だかしょっちゅうぼんやりしているけど、不思議とちゃんと仕事で結果を出してるのよね」

「ほら、あそこでヒマそうにしてるあの人、企画のユニークさが認められて今度の人事で大抜擢だってさ」

「じつはあの人、ああ見えてすごいんだぞ。わが社の大ヒット商品のアイディアを出したのあの人なんだから」

——みなさんの周りには、こんなふうに「一見ボーッとしてるんだけど、ちゃんと結果や成果を上げている人」はいませんか？　いらっしゃったとしたら、その人は

「ぼんやりモード・ネットワーク」をうまく生かしてステップアップに結びつけているのかもしれませんね。

先にも述べたように、いまは「アイディア勝負」の時代です。やみくもにがんばるだけではなく、日々の仕事の中でクリエイティブな個性を発揮していかなくてはなりません。そのためには、**1日中仕事の連続で脳を疲れさせてしまっているようではダメ**。これからは、時間を上手に使って「ぼんやりタイム」を入れ、脳の創造的な力を引き出していかなくてはならないのです。

たとえば、議論がかみ合わずなかなか結論が出ない会議も、いったん休憩をとってぼんやりした後に再開すれば、いいアイディアが出てスムーズに進むかもしれません。重要な商談に臨む前なども、事前にぼんやりする時間をとるほうが落ち着いて話をすることができるかもしれません。また、大切な試験やテストなどに臨む際も、開始前に数分ぼんやりするくらいのゆとりがあるほうが、本来の自分の力を発揮しやすくなるものです。

私は、仕事の質的なパフォーマンスも、仕事量をこなす効率も、「ぼんやり」を取り入れたほうがずっと上がると思います。

このように、「ぼんやりモード・ネットワーク」がうまく働いていれば、脳の働きにも思考や行動にも余裕が出てきます。こうした余裕があると、脳と体がこれから起こりうることに対して常にスタンバイしているような状態になり、どんなことが起ころうとも、その状況に臨機応変に対応できるようになっていくのです。つまり、**仕事の対応の幅が広がって、よりレベルの高い仕事をしたり、より多くの仕事をこなしたりできるようになっていく**ものなんですね。

そして、そういう仕事をしていれば、当然、結果や評価もついてきます。きっと、「ぼんやり」をうまく生かして余裕を持って仕事をしている人と、「ぼんやり」を生かすことなく余裕がないままで仕事をしている人とでは、ゆくゆく大きな差がつくことになるでしょう。

これからの章で順を追ってご説明しますが、「ぼんやり」をうまく生かしていけば、仕事だけでなく、自己実現や人間関係など、自分の周りのいろいろなことが変わってくるはずです。決して大げさではなく、自分を変え、自分の人生を変えることだって可能だと思います。

ですから、ぜひとも日々の生活の中で「ぼんやりモード・ネットワーク」を生かしてステップアップをしていくようにしてください。

さあ、みなさん、これからは「ぼんやり」がカギとなる時代なのです。ただひたすら忙しいだけの毎日を卒業し、「ぼんやり上手」になって自分の生活を変えていきましょう。

第2章

「ぼんやり」するだけで不安の9割は消える

忙しい自覚がない人ほど心に余裕を亡くしている

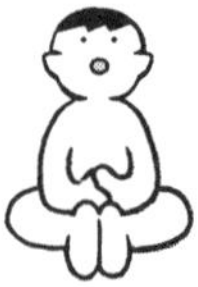

よく言われることですが、「忙」という字は、〝心を亡くす〟と書きます。現代ではとても多くの人が心の疲れや不調を訴えていますが、それも、忙しさのあまり心の余裕を亡くしてしまっているせいなのかもしれません。

心の余裕、みなさんは亡くしてしまってはいないでしょうか。

たぶん、みなさんの中には「自分の仕事はそこまで忙しくはないから大丈夫」と思っている方もいらっしゃることでしょう。

でも、そういう方も油断は禁物です。たとえば、みなさんは、「**1日の時間のほとんどが、『仕事をしているか』『スマホや携帯の画面を見ているか』**のどちらかをやっているうちに過ぎていき、気がついたらいつの間にか1日が終わっている」ということはありませんか？

私は、そういうふうに「スマホや携帯の操作を含めて**『常に何かをしている状態』が続くこと」がよくない**と思っているのです。

昔は、予定の待ち合わせより早く着いてしまったり予定より仕事が早く終わってしまったりして時間が空いてしまい、否応なくぼんやりせざるを得ない時間があったものでした。

でも、いまは、そういう日常の〝ちょっとした余り時間〟はことごとくスマホや携帯に占領されてしまっています。きっと、何かが一段落したりちょっとでも時間ができたりしたら反射的にスマホを取りだす人も多いことでしょう。こうした習慣によって、「何もせずにボーッとしている時間」が日常の中からどんどん駆逐されていくようになり、ほぼ1日中「常に何かをしている状態」が連続するようになってしまったわけです。

つまり、現代においては、**そんなに忙しいという自覚はなくても、知らず知らずの**

うちに「1日中、常に何かのタスクを連続してやっている状態」になってしまっている人が多いんですね。

第1章でも述べたように、「ぼんやりするヒマもなくタスクに追われる状態」が続くと、脳はだんだん疲れをためていってしまうもの。わたしたちはスマホや携帯によってぼんやりする時間を失い、それによって心の余裕を亡くしてしまい、心の不調を招いているのかもしれません。

私は、**「ぼんやりすること」は、心や脳を立て直すためのクスリやサプリメント**のようなものだと思っています。このクスリやサプリは、心の不調を回復させたり、心の好調をキープしたりするのに欠かせません。

この章では、心とぼんやりの関係性について、少し深く掘り下げていくことにしましょう。

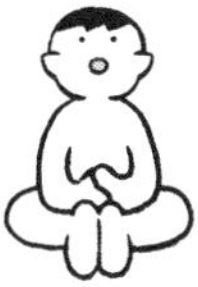

「ON」でも「OFF」でもない「グレーゾーンの時間帯」を大切にしよう

当たり前の話ですが、**人間は照明や電気製品のように「スイッチを押したら即ONになり、スイッチを消したらすぐOFFになる」というわけにはいきません。**OFFからONになるのにも、ONからOFFになるのにもある程度の「移行時間」が必要なのです。

ところが最近、どうもこれを理解していない人が増えているようなのです。

たとえば、不眠症の患者さんには、「先生、すぐに寝られる方法はありませんか？」と聞いてくる方が大勢いらっしゃいます。ただ、そういう方々によく聞いてみると、多くの人は就寝するギリギリの時間まで何かをやっているのです。ふとんに入る間際までパソコンをしていたりスマホのゲームをしていたりしていて、「ふとんに入ったらスイッチをOFFにしたようにぱたんと睡眠に入れる」という状況になることを期待しているんですね。

おそらく、効率的に時間を使いたいという思いが強く、「起きて活動している間はずっとONの状態でいて、それが終わったら（ムダな時間をなくすためにも）すぐにOFFになりたい」というところなのでしょう。

しかし、人間の体はそんなに都合よくできてはいません。ギリギリまでパソコンやゲームをやっていて、すぐに眠れるわけがありません。ONからOFFへと移行するには、ONとOFFの「間」の時間がなくてはなりません。**ONの時間を「白」、OFFの時間を「黒」だとすれば、「白黒」の区別をつけることのできない「グレーゾーン」の時間帯が必要**なのです。

この「グレーゾーンの時間」は決してムダな時間ではありません。睡眠だって、寝る前に覚醒度の低いボーッとした時間を過ごすからスムーズに寝つけるようになるのです。むしろ、こうしたグレーゾーンの移行時間があるからこそ、次のステップへの

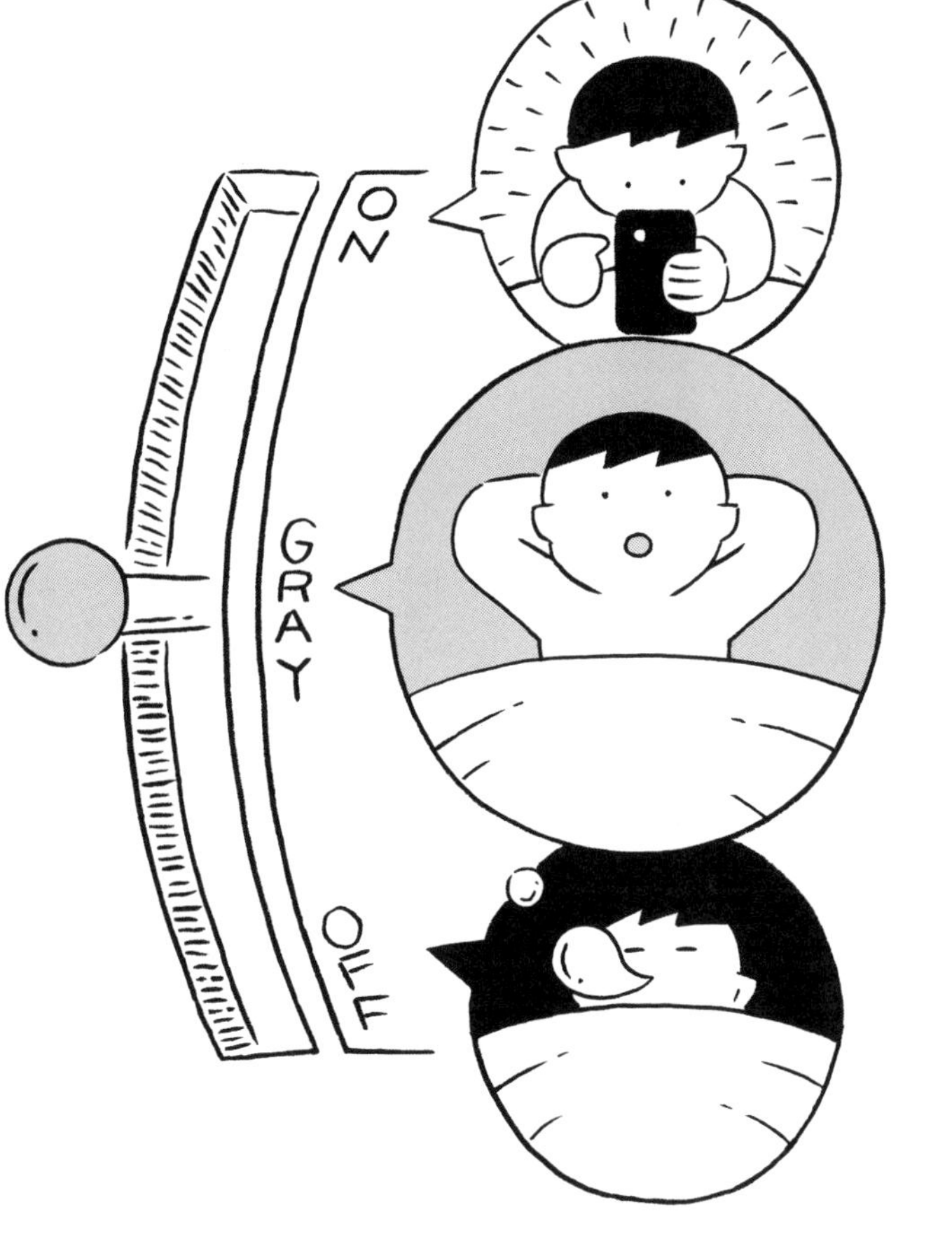

ONでもOFFでもない「グレーゾーンの時間」があるからこそ
生活にメリハリが生まれる

準備がしっかり整えられて、ONやOFFの時間をより充実したものにしていくことができるのです。

私は、「**ぼんやりモード・ネットワーク**」**が稼働しているときも、この**「**グレーゾーン**」**のようなもの**だと考えています。完全に覚醒してONになっているわけでもないし、完全に睡眠に落ちてOFFになっているわけでもない。脳にはそういう「中間」の活動度の時間帯が欠かせないのです。よく「ONとOFFをつけてメリハリある生活を送ることが必要だ」とは言われますが、単に白黒のメリハリをつけるだけでなく「グレーゾーンのある生活」を送ることが大事なわけですね。

ですから、みなさんも、毎日の暮らしの中で「白」でも「黒」でもないどっちつかずの時間を見直してみてはいかがでしょう。「ひとつの仕事が片づいたらグレーゾーンに入ってひと息つく」「1日の仕事が終わったらグレーゾーンに入ってワンクッション置いてみる」――そんなふうに日々グレーゾーンに入ってぼんやりするようにしていけば、きっと心にも行動にも余裕が生まれて、よりいっそう力を発揮できるようになっていくはずです。

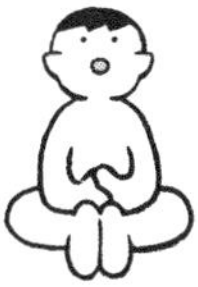

パズルのピースを見つけるように人間関係の悩みを解決する

みなさんは人間関係のつき合いで悩みやストレスを抱えてはいませんか？　上司とソリが合わない、社内で自分だけ浮いている、いつも彼（彼女）ともめてしまう、近所づき合いがうまくいかない、誰かにネットで悪口を書かれた……。いろいろ思い巡らしてみれば、誰しもひとつやふたつ、悩みや心配事があるのかもしれません。

私は、こういった**人間関係の悩みやトラブルを解決するのにも、「ぼんやりモード・ネットワーク」を生かしていくといい**と思っています。ぼんやりとしていると、悩みや心配事のイメージが断片的に頭に浮かんできて、いくつもの断片が浮かんでは消え、いろんな思いがつながったり離れたりするもの。そのうちに意外な断片同士が組み合わさって、「そうか、こうすればよかったんだ！」「そうだ、あの人に相談してみよう！」といった解決の糸口が見つかることが多いのです。ひらめきやアイディアが浮かぶときもそうですが、ボーッとしているときに悩みやトラブルに対する解決策が見つかるときの展開は、**「頭を悩ませていたパズルが解けたときの展開」**と似ています。

たとえば、ジグソーパズルをつくっているときであれば、いろんなピースを取り上げて当てはめていきながら「あれでもない、これでもない」とさんざん試行錯誤するものですよね。

人間関係の悩みやトラブルをぼんやり考えているときもこれと同じであり、いろんなイメージの断片（ピース）を頭の中で「ああでもない、こうでもない」と浮かべているうちに、突然ピタッとはまるピースが見つかって、問題解決へ向けて前進するという展開になることが多いわけです。

推理小説なども、いろいろ考えて推理してもなかなかわからないのに、ひとつのキーワードが見つかると、無関係に見えたことがすべてつながって、複雑に絡み合っていた謎が解けることがありますよね。悩みの解決もこれと似たところがあるのです。

それに、悩み事や心配事というものは、忙しいからといって問題を棚上げしていると、そのうちにどんどんふくらんでいってしまうもの。以前はほんの〝小さな芽〟だったのが、放っているうちに成長して〝大木〟のような重大問題に発展してしまうことも少なくありません。

だから、悩み事や心配事は、問題が〝小さな芽〟のうちに摘《つ》み取ってしまうほうがいい。そして、そのためには「ぼんやりモード・ネットワーク」を小まめに働かせて、頭の中でぼんやりと〝パズル〟をしていくようにするといいのです。

忙しい現代人は、ストレスになっている問題をゆっくり考える時間を失ってしまっているような気がします。でも、「放っていてはいけない問題」「早めに手を打っておいたほうがいいやっかいな問題」は誰にでもあるはずです。

ですから、ぜひみなさんも、**「ぼんやりモード・ネットワーク」の〝問題解決機能〟**を起動させるようなつもりで頭の中の〝パズル〟に取り組むようにしてみてはいかがでしょう。そうすれば、みなさんが探し求めていたパズルのピースもきっと見つかるのではないでしょうか。

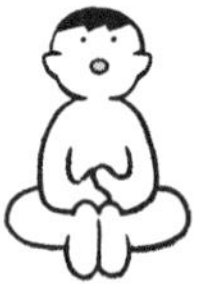

「自分の状況」をぼんやり振り返って、人生の軌道修正をしよう

先にも述べたように、「ぼんやりモード・ネットワーク」には、内省をうながす働きがあります。

普段からぼんやりする時間を持つようにしていると、ごく自然に自分を振り返ったり、自分の行ないを反省したり、自分の将来を考えたりすることが多くなってくるもの。きっとみなさんもボーッとしていると、「今日の自分はちょっといい感じだな」とか、「この頃不運続きなのはどうしてなんだろう」とか、「自分はこのままでいいのだろうか」とかと、自分の状況に関していろんなイメージが浮かんでくるという経験がおありだと思います。

私は、このように**ぼんやりと自分を内省するのは、とてもいい習慣**だと思っています。

人は誰しもときどき自分を振り返りながら、少しずつ軌道修正をして人生を歩んでいるものです。ただ、仕事があまりに忙しくて自分の状況を振り返る余裕がないと、「いつの間にか道をまちがえて、かなり不本意な方角へ来てしまっていた」ということもあります。ですから、ときには「ぼんやりモード・ネットワーク」を働かせて自分を振り返り、「自分はどこへ向かっているのか」「自分の歩んでいる道はまちがっていないのか」といったことを確認するほうがいいのです。

前の章で、「ぼんやりモード・ネットワーク」は「自分を立て直すためのシステム」と申し上げましたが、**このシステムは自分の人生を軌道修正したり人生を立て直したりするのにも役に立ってくる**はずです。

たとえば、ゴルフであれば、大きくコースを外れてしまったとしても、全体の中の自分の位置をちゃんとつかみながらリカバリーショットを積み重ねていけば、本来のコースに戻ることができますよね。それと同じように、日頃からぼんやりと自分の状況を振り返るようにしていれば、その都度少しずつ軌道修正をしつつ、道をまちがえることもなく自分が向かうべき人生のコースを歩いていくことができるのではないでしょうか。

ですからみなさんも、時にはゆっくりぼんやりして、自分がどこへ向かっているのかを振り返ってみるといいでしょう。

「ぼんやりモード・ネットワーク」は、過去の自分を反省し、未来の自分をイメージして、自分のいまの状況を立て直していくためのネットワークと言ってもいいのです。ぜひ、その機能をうまく活用して、「**自分が行きたい方向**」「**自分が目指す方向**」へと自分と自分の人生をシフトしていくようにしてください。

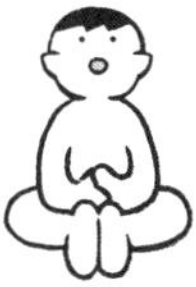

何もせずにボーッとするのは、「自分にちゃんと向き合う」時間

「自分という人間」を正しく把握することは、生きていくうえでとても大切なことです。

みなさんも「自分とはいったい何者なのだろう」とか「自分はどんな人間なんだろう」とか、たまに考えることがあるのではないでしょうか。

デフォルト・モード・ネットワークは、「自分を知る」という点でも重要な働きを果たしているとされています。とりわけ深く関係しているとされているのは、次に挙げる3つの要素です。

①自己認識——自分自身について考え、自分と他人とを見分ける
②見当識——自分はいま、どこで何をしているのか。自分が置かれた状況を把握する
③記憶——自分が経験してきたことや学んできたことを整理してストックする

それぞれについて、認知症を例にして少し説明しておきましょう。

①の「自己認識」は、自分自身についての情報を知り、それによって「自分はこういう人間だ」とか「自分は他人と比べてこういうところが違っている」とかと把握することです。

たとえば、「あなたのプロフィールを紹介してください」と言われれば、「名前は○○で、○○年の生まれで、○○の学校を出て、趣味は○○で、好きな動物は○○で、家族は何人で、性格はこんな感じで……」といったことがスラスラと出てきますよね。自己認識とはそういうこと。デフォルト・モード・ネットワークでは、こういった**自分に関する情報を自覚することによって、「自分が自分である」という認識がつくり出されている**と考えられています。

ただ、認知症になってデフォルト・モード・ネットワークの働きが低下してくると、こうした自己認識力が低下してきます。自分の生年月日がわからなくなったり、自分の趣味や家族構成が答えられなくなったりするようになるのです。

②の「見当識」は、**自分が置かれている状況を把握する力**。簡単に言えば、「いま、自分は何の目的でこの場所に来て、これから何をしようとしているのか」といったことをつかむ力です。

おそらく、「そんなことくらい当たり前にわかるでしょ」と思う方がほとんどでしょう。しかし、見当識が混乱することはたまにあります。たとえばみなさんは、何かを取りに2階へ上がってきて、「あれ、何を取りに来たんだっけ？」なんていう経験をしたことがありませんか？　また、外回りの仕事でめまぐるしくあっちに行ったりこっちに行ったりしているようなとき、「あれ、次は何の仕事だっけ？」「いま、何での駅で降りたんだっけ？」といった混乱に陥ることはないでしょうか。このように、あまりに忙しく行動していると、見当識の機能が一時的に低下することもあるのです。

なお、見当識の機能も、認知症になると大きく低下します。自分がどこにいるのか、何をしているのかがわからなくなって、徘徊《はいかい》をするようになるのがいい例。こうした機能障害もデフォルト・モード・ネットワークの働きが低下したことにより起こると考えられています。

③は「記憶」です。記憶はひとりひとり固有のものであり、「自分が自分である」という認識とも深く関係しています。**長年、経験や学習でストックしてきた記憶があるからこそ、「自分はこんなことをしてきた」「自分はこんなことを学んできた」「自分はこんな人生をたどってきている」といったように自分のことを定義することができる**のです。

認知症になると記憶がごっそり失われてしまうことからもわかるように、デフォルト・モード・ネットワークの働きが落ちると、記憶能力も大きく低下することになります。もっとも、記憶力低下が心配なのは認知症の患者さんだけではありません。若い人、健常な人も、あまりに忙しくタスクに追われていると、脳が疲弊して記憶力が低下してくる傾向があります。こうした記憶や学習とデフォルト・モード・ネットワークの関係性については、次の章でくわしく紹介することにしましょう。

いかがでしょう。

このように、**デフォルト・モード・ネットワークは、「自分が自分である」という意識と深く関わっている**のです。

きっと、何もせずにボーッとしていることは、自分という人間と向き合うことにもつながるのでしょう。逆に言えば、日々あまりに忙しくてぼんやりするヒマもないような人は、ちゃんと自分に向き合えていないのかもしれません。

わたしたちは、何かひとつのことに夢中になっているときや忙しさのあまりに周りのことが目に入らないようなとき、「我を忘れる」という言い方をします。これは

「自分が自分である」ことを忘れるくらいにハイな状態になっているということを示しているのでしょう。

でも、おそらくわたしたちは「我を忘れるくらいにハイになっているとき」は、デフォルト・モード・ネットワークを働かせて、ちゃんと「我に返る」ことが必要なのです。いったん我に返れば、心身も落ち着き、自分の置かれた状況を立て直していくことができるようになります。そういう観点で見ると、デフォルト・モード・ネットワークとは、あまりにせわしない状況を脱して「**我に返るためのシステム**」なのかもしれませんね。

人は仕事などに忙しくがんばっているときは、自分の状況が見えていないもの。しかし、そんな人ほど、この「我に返る」システムをうまく活用していくべきなのです。

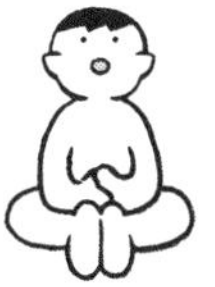

ついつい嫌なことを思い出す……そんなときはどうすればいい？

「何もせずにぼんやりしていると、昔のつらい記憶がよみがえってきて悲しくなってしまう」

「ボーッとしていると、これから先のことが何となく不安になってきて、悲観的な気持ちになってしまう」

「ぼんやりしていると嫌な自分が顔を出して、物事を悪いほうへ悪いほうへと考えてしまう」

みなさんの中にも、こういう方がいらっしゃるかもしれません。

心がマイナス方向に傾いているときは、マイナスの考えが浮かびやすいもの。こうした状態で何もせずにぼんやりしていると、否定的なイメージや悪いイメージが次々に浮かんできてしまいがちです。

とりわけ、不安や不満、怒り、悲しみなどの感情を抱えていると、マイナスの感情が増幅してしまう傾向があります。〝この先いったいどうしよう〟（不安）、〝なんで自分だけこんな目に〟（不満）、〝こうなったのもみんなアイツのせいだ〟（不満・怒り）、〝大事な人がいなくなって心にぽっかり穴があいてしまった……〟（悲しみ）といった感情は、頭の中で堂々巡りをするようにぐるぐると回りがちなもの。ぼんやりしながら堂々巡りをさせていると、こうしたマイナスの感情がどんどんふくらんでいってしまうわけです。さらに、こういった悪いスパイラルに陥ってしまうと、マイナスの感情が頭に取りついて離れなくなり、長く続くうちにうつ病などにつながっていってしまうこともあります。

ですから、心が「不安」「不満」「怒り」「悲しみ」などの感情に支配されそうなときは、あまりぼんやりし続けないほうがいいでしょう。心がマイナスに傾いているときは、「何もせずにぼんやりすることがかえってマイナスを大きくしてしまう可能性もある」と心得ておいたほうがいいと思います。

では、このようにマイナス感情に支配されそうなとき、悪いスパイラルに入るのを防いで心身のコンディションを平常にキープしていくには、いったいどんな対策をとるのがいいのでしょう。

私のおすすめは「**単純作業**」です。

あまり頭を使わないで済むような単純作業を行なって、手を動かしたり体を動かしたりしていると、気がまぎれて「**不安**」「**不満**」「**怒り**」「**悲しみ**」**などの感情に囚**《とら》**われるのを防ぐ**ことができるんですね。

たとえば、身近な人が亡くなって、悲しい思いが込み上げてきてどうしようもないようなときは、何かをして手を動かしているほうが気がまぎれるもの。料理をしたり、後片づけをしたりして何かをしているほうが、悲しみはじっとおとなしくしてくれているものです。

このように気がまぎれるのは、**単純作業によって脳の感情を司る部分が不活性化し**

ているからです。手や体を動かしていると、脳はその活動に気をとられ、あまりよけいなことを考えられなくなります。これによって、「不安」「不満」「怒り」「悲しみ」などのマイナスの感情から気をそらすことができるのです。

うまく気をまぎらわすには、「あまり考えずに済んで、なおかつ、いつのまにか入り込んでしまうような作業」を行なうのがポイントです。たとえば、本棚の本を並べ直したり、引き出しの中をきちんと片づけたり、お風呂をすみずみまで掃除したり、靴をピカピカに磨いたり、キッチンをきれいに磨き上げたりするのがおすすめです。また、料理であれば、ひたすらジャガイモの皮を剥《む》いたり、ひたすら豆の皮を剥いたりするのもいいでしょう。

たぶんみなさんも経験があると思いますが、こういった作業は、脳が退屈するくらい単純な繰り返しなのに、ずっとやっていると、いつのまにか作業に入り込んで夢中になっていたりするものですよね。そして、そういうふうに無心に作業に取り組んでいるときの頭の中は、わりと波風のない静かな状態になっているものです。じつは、このように脳が退屈するような単純作業をやっていると、しばらくやるうちに「ぼんやり」のスイッチが入って、デフォルト・モード・ネットワークが働きやすくなるのです。

ですから、同じ「ぼんやり」でも、**「何もしないぼんやり」**と**「単純作業のぼんやり」**のふたつのタイプがあるということになりますね。どうせなら、「普段は『何もしないぼんやり』を習慣にするようにして、心が不安定になっているときは『単純作業のぼんやり』をやってみる」といったようにうまく使い分けていくようにするといいでしょう。

とにかく、何もせずにいると心がマイナス方向に傾きがちな人も、それを避ける手立てはちゃんとあるのです。みなさんも、自分の中のマイナス感情を怖がり過ぎることはありません。むしろ、「ぼんやりモード・ネットワーク」をうまく利用しながら、自分がマイナス感情をコントロールするようなつもりでつき合っていくようにしてみてはいかがでしょうか。

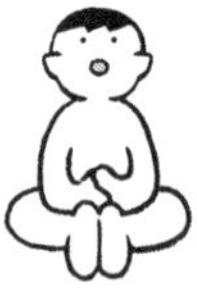

脳のアクセルとブレーキを上手に使って自分の心をうまく乗りこなしていこう

みなさんは自律神経の働きについてご存じでしょうか。

自律神経は、体温、呼吸、血流、血圧、心拍数など、心身の基本機能を自動調整しているシステム。交感神経と副交感神経のふたつがあり、交感神経は集中して忙しく働いているようなときに優位になって、副交感神経はリラックスしてくつろいでいるようなときに優位になります。

もっと簡単に言えば、**交感神経は**「**アクセル**」で、**副交感神経は**「**ブレーキ**」のようなもの。車やオートバイなどの乗り物は、アクセルとブレーキの両方をバランスよく使い分けていかないと乗りこなせません。同様に、わたしたちの心身も「交感神経という「アクセル」と「副交感神経というブレーキ」をバランスよく使って乗りこなしていくことが大事になるというわけです。

私は、脳もこれと同じだと思っています。

たとえば、仕事などでめちゃくちゃ忙しく、目前のことしか目に映っていないようなときは、脳内で「アクセル」が踏まれている状態です。一方、仕事の合間にひと息ついて、何もせずにぼんやりしているようなときは、脳内で「ブレーキ」がかかっている状態です。

要するに、**脳も「アクセル」と「ブレーキ」をバランスよくかけながら使っていく必要があるということ**。1日中「アクセル」を踏みっぱなしのような運転をしていたら、当然脳が疲れ果ててしまいますし、事故などのトラブルを起こす可能性が大きくなりますよね。だから、要所要所で「ブレーキ」をかけて脳を休ませていかなくてはならないのです。

わたしたちは普段からせわしいテンポで日々を送っていると、ついつい「アクセ

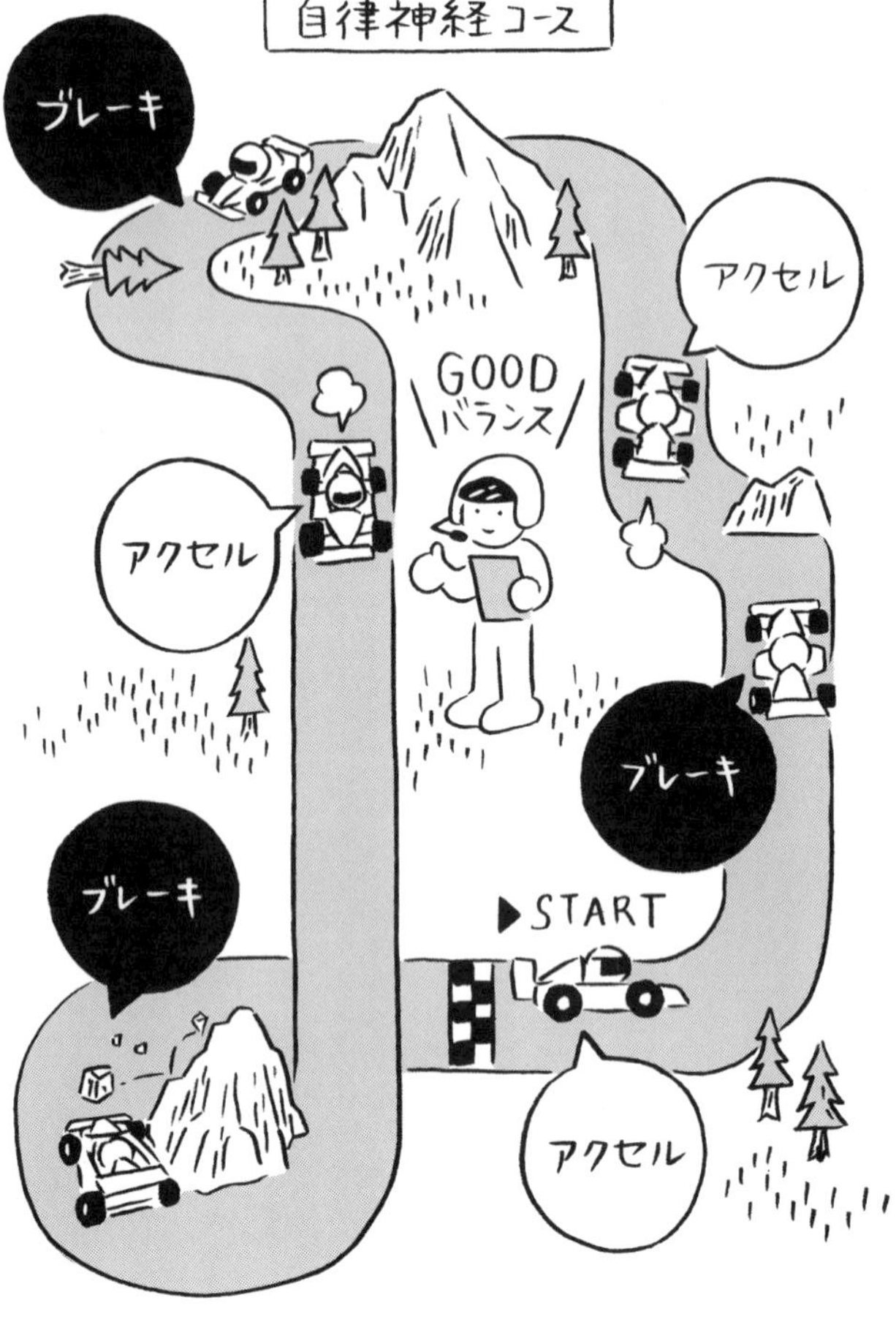

交感神経の「アクセル」と副交感神経の「ブレーキ」を使いこなす

ル」を踏み込んでしまいがち。だからこそ、意識して「ブレーキ」をかけるようにしていくべきなのでしょう。意識的にテンポを落として、ぼんやりする時間をつくっていくべきなのでしょう。

私は、それが脳と心をすこやかにキープしていくためのいちばんのコツだと思います。

「ブレーキ」のかけ方がうまい人は「ぼんやりの仕方」がうまい人であり、「脳の使い方」がうまい人。「ブレーキ」をかけるタイミングがうまいから、自分の脳と心を上手に運転して乗りこなしていくことができるのです。きっと、そういう〝運転が上手な人〟は、困った事態にぶつかったり、事故やトラブルに遭いそうになったりしたときも、うまく体勢を立て直して、本来の自分の力を発揮していくことができるはずです。

「ぼんやりモード・ネットワーク」は、自分の脳と心をうまく立て直していくためのネットワークであり、同時に、自分の脳と心をうまく乗りこなしていくためのネットワークなのです。

ですからみなさん、「アクセル」ばかりに頼らずに、「ぼんやりというブレーキ」をうまく使っていくようにしましょう。

忙しさのあまり〝心を亡くして〟しまっていてはいけません。「心のブレーキ」を上手に使いながら、「自分という人間」を余裕を持って乗りこなしていこうではありませんか。

第3章

記憶力&仕事の効率がUPする「ぼんやり」の使い方

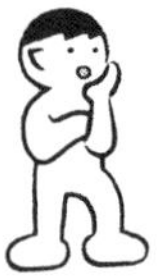

そもそも人間の脳は「マルチタスク」には向いていない

最近のビジネスシーンでは、あれもこれもといろんな仕事や作業を同時的にこなすのが当たり前になってきているようです。

オフィスに着いてパソコンを開けば、「Aの件」「Bの件」……「Eの件」「Fの件」といったようにいくつもの懸案ファイルがいっぱいに詰まっています。そして、「Aの件」で事務作業をしているときに「Cの件」で電話がかかってきたり、「Bの件」の打ち合わせに向かっているときに「Eの件」でトラブルが発生したりする……。どうも近頃は、そういう複数の案件をスマートにこなしていくのが「できる人の証し」のように思われているようで、中には、「よく頭が混乱しないでいられるな」と思うくらいたくさんの仕事を抱えている人もいます。

でも、本当は、**人間の脳は、複数の作業を同時並行して行なう「マルチタスク」には、あまり向いていない**のです。

なぜなら、タスクの数が増えれば増えるほど「注意力」がおろそかになるから。たとえば、いい例が「歩きスマホ」です。「スマホ」と「歩行」というふたつのタスクを同時に行なっていれば、注意散漫になるのは当然。駅のホームから落ちたり人にぶつかったりといった「注意力低下による事故」も問題になっていますよね。これと同じように、**いくつものタスクを同時並行して行なっていると、注意力をはじめとした処理能力が落ちてトラブルに結びつきやすくなる**のです。

脳の中でこうした処理能力を請け負っているのは「**ワーキングメモリ**」というところです。ワーキングメモリは「作業記憶」などとも呼ばれ、ある情報を一時的に保管しながら、別の作業を進める働きをしています。簡単に言えば、パソコンで複数の画面を開いて同時に作業をするようなマルチタスク機能のこと。ワーキングメモリの許容メモリ数が多ければ、頭の中にいろんな〝画面〟を開いて同時に作業を進めることができるわけです。

ただ、残念ながらわたしたちのワーキングメモリ許容量はそんなに多くはありません。個人差はありますが、たいていの人は2つの〝画面〟を頭の中に開いているだけでも精一杯のはず。3つ、4つ、5つとなると、注意力が落ちてどれがどれだかわからなくなり、どの作業もろくに進まず、ミスやトラブルが多発することになってしまいます。

しかも、**人間のワーキングメモリの処理能力は、連続的に使用しているとてきめんに低下します**。パソコンと違って、疲れがたまっていたり寝不足だったりすると、どんどんメモリ数が落ちてしまうのです。ですから、日々忙しく、3つも4つものタスクを抱えながら仕事をし続けていると、脳に疲れがたまって、かえって作業効率を低下させてしまうことになりかねないわけです。

では、いったいどうすればいいのか。

ワーキングメモリの処理能力低下を防ぐには、「タスク数を減らすこと」と「休む

こと」を心がけるのがいちばんです。まあ、そう簡単には仕事のタスク数を減らすことはできないかもしれませんが、脳を休ませることならできるはず。だから、**小まめに「ぼんやりタイム」をとるようにして、ワーキングメモリの疲労回復につとめる**ようにしていくといいのです。私は、そうやって「ぼんやり」を取り入れていくほうが、仕事の作業効率が大幅にアップすると思います。

「ぼんやり」によって脳の疲れがとれれば、集中力が高まるので、不注意によるミスが少なくなることでしょう。それに、的確な判断ができるようになったり、いいアイディアが浮かびやすくなったりするので、仕事のパフォーマンスを着実に高めていくことができるようになるでしょう。

つまり、**たくさんのタスクを同時にこなしていかねばならない時代において、効率よく着実に仕事で結果を残していくには「ぼんやり」の力が欠かせない**のです。みなさんもいくつもの仕事をこなしてステップアップをはかっていきたいのであれば、やみくもにがんばるのではなく、「ぼんやり」を積極的に導入するようにしてみてはいかがでしょうか。

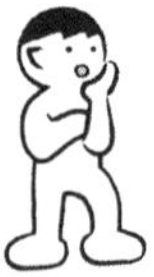

「脳の片づけ力」をつける シンプルな方法

「あっちの仕事もこっちの仕事も急いで片づけなければならず、かなりテンパっているところへ、まったく別のところから緊急の用件が舞い込んできて、ほとんどパニックのような状態になってしまった」——みなさんは、そんな経験をしたことはありませんか？

このように、あまりにやるべきことが多すぎると、いったい何から手を着けていいのかわからなくなってくるもの。前の項目で述べたように、忙しさのあまりワーキングメモリの処理能力が限界に達してしまい、その場での正しい判断ができなくなっているのかもしれません。

私は、そんなときも「ぼんやりモード・ネットワーク」の力を利用するといいと思っています。

なぜなら、**「ぼんやり」を習慣にしていると、目の前の物事に対するプライオリティ**（**優先順位**）**をつけられるようになってくる**からです。

そもそも、デフォルト・モード・ネットワークというのは、「次の活動に対する準備を整えるためのシステム」のようなもの。ぼんやりしているときの脳内では、次の活動のために、あちこちに散らばっている情報を取捨選択して、分析したり統合したりする整理整頓作業が行なわれています。さらに、こうした整理整頓をしながら、これから起こるであろう出来事の展開をなんとなくイメージしつつ、〝はて、どんな対応の仕方をしようか〟と、無意識のうちにシミュレーションしているのです。

そして、そんな「**無意識のシミュレーション**」をしているうちに、目の前の物事をどうやって片づけていくかの考えがまとまることが多いのです。すなわち、〝あっちよりもこっちを先に片づけたほうがよさそうだな〟とか、〝そっか、この順序で片づけていったほうが効率よく進むな〟とかという考えを思いつきやすく、プライオリティが明確になる傾向が高いわけですね。

私は、**ビジネスなどにおいて多くのタスクをさばいて力を発揮していくには、脳に「片づけ力」をつけることが大事**だと思っています。

「片づけ力」というのは「いろんな情報が入り乱れてとっちらかった状況をうまく整理して効率よく片づけていく力」のこと。そして、この「脳の片づけ力」をつけられるかどうかは、**「ぼんやりシミュレーション」**をするかしないかで大きく違ってくると見ているのです。

どうやって片づければいいかの手順がわかっている人は、あれこれ仕事が重なってハチャメチャに忙しい状況でも、的確にプライオリティを見分けて落ち着いて行動することができるものです。こういう力は、ビジネススキルとしてもかなり重要な部類に入るに違いありません。

ぜひみなさんも、仕事と仕事の合間の「ぼんやりシミュレーション」を習慣にして、「脳の片づけ力」をつけていくようにしてください。そして、複数の仕事が重なっても慌てず騒がず、的確に判断して行動していける力をつけていきましょう。

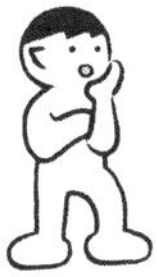

勉強した後は「ぼんやり」するほうが記憶の定着率が高まる！

ぼんやりすると記憶力が高まる――そんな研究が最近世界中あちらこちらで報告されています。

たとえば、イギリスの研究グループは、多くの被験者に「意味のない単語」を学習させたうえで、「学習後にゲームをするグループ」と「学習後にぼんやりするグループ」とに分け、1週間後にどちらのグループがより単語を記憶しているかを調べました。すると、**「ぼんやりしたグループ」のほうが2倍以上も成績がよかった**という結果が出たそうです。つまり、学習後にぼんやりすることによって、記憶の定着率が高まっていたわけですね。

ここは、「どうして学習した後にぼんやりすると記憶力が高まるのか」について、わかりやすくご説明することにしましょう。

そもそも、記憶というものは、脳の海馬《かいば》という部位に一時保管され、その後、大脳皮質に送られることによってしっかり定着するとされています。**海馬は記憶を出し入れしている「記憶の司令塔」であり、大脳皮質は記憶をしまって収納している「記憶の保管庫」**のようなものと言えるでしょう。

たとえば、脳全体を「記憶の図書館」だと思ってみてください。だとすれば、海馬は記憶という本を出し入れしている総合カウンターのような存在です。どこの棚にどの記憶がしまってあるかをだいたい把握していて、図書館の司令塔として記憶という本を出し入れしているわけですね。ですから、新たな記憶として〝新刊本〟が入ってきたときも、この新しい記憶に関係する棚はどこにあるかをササッと検索し、適切な収納棚へと送り出しているわけです。

また、大脳皮質は膨大な記憶を収納している保管庫。あちこちの収納棚にたくさんの記憶という本がストックされています。もっとも、大脳皮質はただの図書保管庫というわけではなく、網目のようにはりめぐらされた神経ネットワークで情報をやり取りしながらいつも忙しく働いています。ものを考えたり、手足を動かしたり、何かを判断したり、何かを行動に移したりといった活動は、ほとんどすべて大脳皮質で行なわれていると言ってもいいのです。

ですから、**わたしたちが日頃忙しく立ち働いているようなときは、大脳皮質という保管庫もあれこれ考えたり行動したりで、ものすごく忙しい状態にある**ということになります。

では、そんな忙しい状況の中、総合カウンターの海馬から「この新刊本（新しい記憶）を早くしまってください」という指令が来たらどうなることでしょう。きっと、脳活動が盛んになっているときはそれどころではなく、「うーん、いまは忙しいから後回しにしてくれ」ということになってしまいますよね。

一方、何もせずにボーッとしているときに、海馬から「この新しい記憶をしまってください」という指令が来たらどうなるでしょう。ぼんやりしているときの大脳皮質

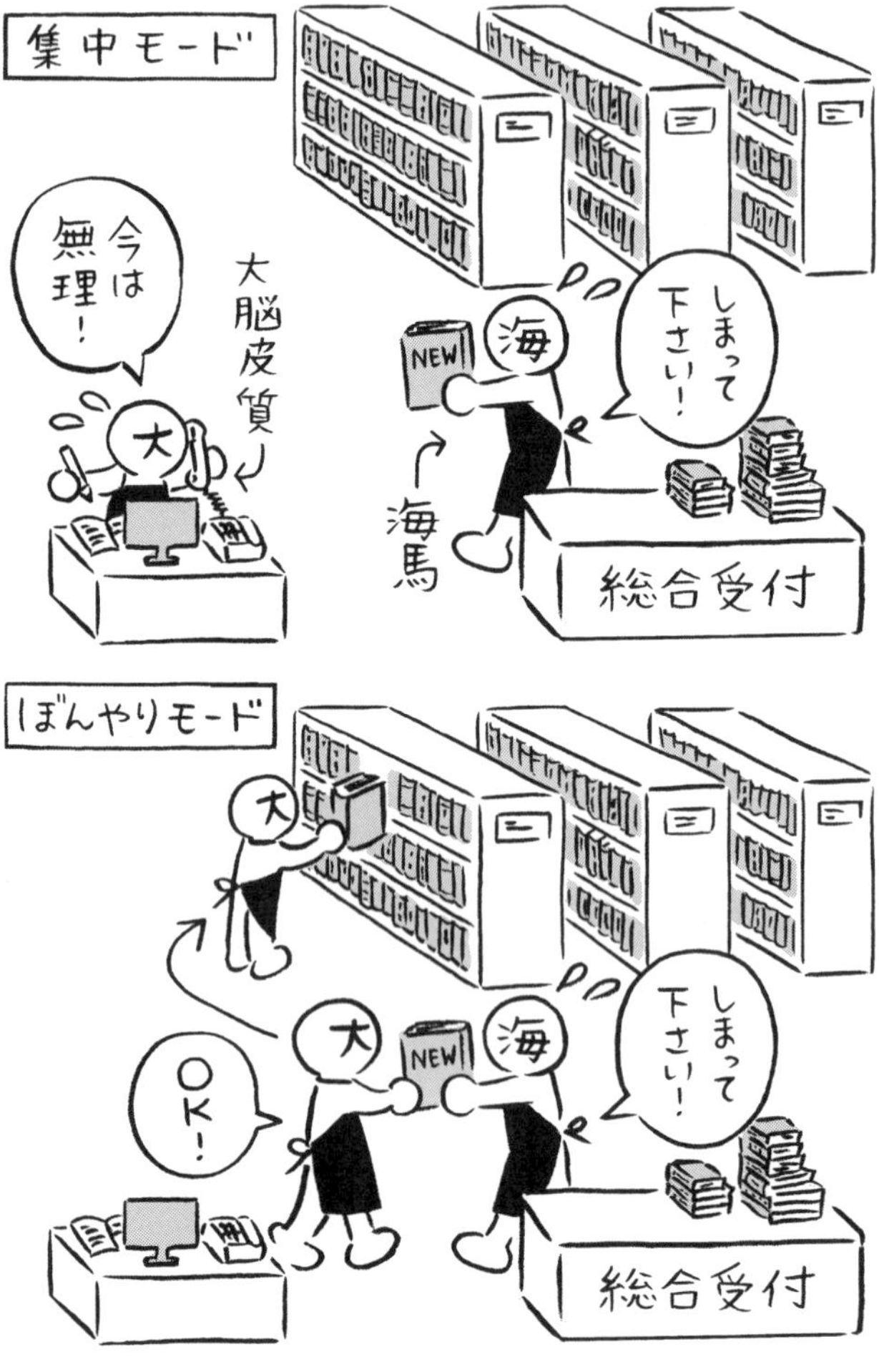
集中モード
しまって下さい！
海
NEW
海馬
今は無理！
大
大脳皮質
総合受付
ぼんやりモード
しまって下さい！
海
NEW
大
OK！
大
総合受付

海馬と大脳皮質の関係

は比較的ヒマです。おそらく、「おう、いまなら手が空いているからやってやるよ」ということになるはずです。

このように、**学習した後にぼんやりすると、よりすみやかに新刊本（新しい記憶）が所定の棚にしまわれることになる**のです。つまり、海馬から大脳皮質への記憶の移行がスムーズに行なわれるようになって、記憶がよりスムーズによりしっかりと定着するようになっていくというわけです。

みなさん、なぜ「学習後のぼんやり」がおすすめなのか、おわかりいただけたでしょうか。

とにかく、デフォルト・モード・ネットワークは、記憶や学習とたいへん密接なつながりがあるのです。私は、より効率よく学習をし、より効率よく記憶力を高めていきたいのなら、「ぼんやり」を活用しない手はないと思います。きっと、学習後や学習の合間に「ぼんやりタイム」を導入するようにすれば、受験勉強や資格・語学のための勉強も成績アップにつながるのではないでしょうか。

日本でも、広島県のトップクラスのある進学校では、授業の前後に2〜3分「目を閉じ、黙って何も考えずに過ごす」時間、まさに「ぼんやりタイム」が設けられているそうです。

ただ、ひとつご注意申し上げておきますと、あくまで、集中して勉強した後にぼんやりするからこそ、記憶力アップの効果が発揮されるのです。集中を欠きながらだらだらと勉強していたのでは、ほとんど記憶力向上効果は発揮されないと思っておいたほうがいいでしょう。

先にも述べたように、デフォルト・モード・ネットワークをうまく稼働させるには「集中／ぼんやり」のメリハリが肝心。「みっちりと集中した時間」があってこそ、その後の「ぼんやりパワー」が生きてくるのです。ぜひみなさん、そこのところを押さえながら記憶力をつけていき、日々の生活の中で「記憶のライブラリー」を上手に利用していくようにしてください。

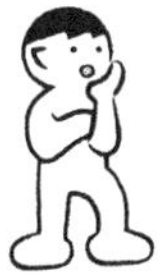

記憶整理の過程でアイディアがひらめく

「ぼんやりしているときにひらめきが訪れやすい」ということに関しては、第1章でもご紹介しました。それにしても、ボーッとしているときにひらめきやすくなるのはいったいどうしてなのでしょう。

じつは、そのメカニズムは、前の項目で紹介した「記憶の整理整頓」と深い関係があるのです。

そもそも、**ひらめきというのは、「まったく関係のないもの同士が頭の中で突然ガッシャンと結びついて、いままで考えもつかなかった新たな答えを生み落とす現象**」です。

おそらくみなさんも、以前やったことのある仕事の知識が、予期せずにいま進めている仕事の役に立ったり、まったく無関係な人のひと言が、自分の悩みを解決するきっかけになったりした経験があるのではないでしょうか。そういうふうに、「まったくつながりがないと思われていたもの同士」が思いがけず頭の中でつながると、「そうか、この手があった！」「なんだ、こうすればよかったのか！」というひらめきが生まれることになるわけです。

こういう「思いがけないつながり」が生まれるには、頭の中であれやこれやいろんな記憶や情報を思い浮かべている必要があります。つまり、ぼんやりしながらいろんなイメージを頭に浮かべているときは、まさに「思いがけないつながり」が生じやすい状態になっているのです。

私は、**「ぼんやりモード・ネットワーク」が働いているときの脳内では、一種の「情報フィルタリング」のような作業が行なわれている**と見ています。頭の中の記憶保管庫のファイルからいろんな記憶やイメージを取り出して、不要なものを捨てたり、必要なものをとっておいたり、必要なものをまとめて新たなファイルに入れたり……。ぼんやりしているときには、無意識のうちにこういった「ファイルの整理整頓作業」が行なわれているのです。

このとき、何の関係もつながりもないと思われていて、保管庫内のまったく違う棚にしまわれていた記憶情報ファイル「A」と「B」があったとしましょう。そして、ぼんやりとしながら、「Aファイルの情報」と「Bファイルの情報」とをたまたま取り出したとします。そのときにふたつの情報がカギとカギ穴のようにぴったりと符合したとしたらどうなるでしょう。そう。「これだ！」というひらめきが生まれるのはこういうときなのです。

つまり、ひらめきは「記憶の整理整頓作業」のプロセスの中で生まれるもの。ぼんやりしながらいろんなイメージや記憶を頭に浮かべているときは、ひらめきが生まれる絶好のチャンスなのです。

この本の最初のほうでアルキメデスやニュートンの例を挙げて紹介したように、歴史上偉大な発見や発明はけっこう少なくないパーセンテージで「ぼんやり時」に生まれています。その数々の歴史的事実を持ってすれば、「ぼんやりはひらめきの母である」と言っても決して言い過ぎではないでしょう。それに、ひらめきや発明は往々にして大きな成功に結びつきますから、「**ぼんやりは成功の母**」といった言い方もできそうです。

発明王エジソンは「失敗は成功の母である」という名言を残しています。もちろん「何度失敗してもチャレンジすることが成功につながる」「失敗の中に成功のヒントがある」といったことを言っているのでしょうが、もしかしたら、エジソンは数々の実験を失敗してぼんやりと放心していたときに発明のアイディアがひらめいていたのかもしれませんね。

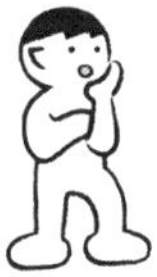

「ぼんやり」と似ている？ 睡眠のこれだけの効果

お気づきの方もいらっしゃるかもしれませんが、「ぼんやりモード・ネットワーク」のもたらす作用は、睡眠のもたらす作用と似たところがあります。いったいどんな共通項があるのか、睡眠の主な作用を挙げてみましょう。

脳と体の疲れをとる働き

心身の疲れは睡眠なしにはとれませんし、人間は睡眠なしで生きていくことはできません。睡眠中の脳と体では、日中にたまった疲労物質を排出したり、細胞や筋肉を修復したりといった疲労回復のための作業が着々と進行しています。脳と体を元通りにリセットし、明日も元気に活動するための準備を整えているわけです。

ストレスを消去する働き

睡眠には、ストレスや嫌な記憶を消去したり弱めたりする働きがあります。たとえば、嫌なことがあって落ち込んでいたとしても、夜ぐっすり寝てしまえば、翌朝には〝そんなにたいしたことじゃない〟と思えるもの。それも、睡眠中に「嫌な記憶」が弱められたせいなのです。

日中の記憶を整理整頓する働き

睡眠中の脳では、日中に経験したり学習したりした記憶の整理整頓が進められています。不必要な記憶は捨てられ、必要な記憶はとってしまっておくといった取捨選択が行なわれているのです。

また、こうした整理作業プロセスで、〝ノイズ〟として現われてくる断片的イメージが「夢」であるとされています。

懸案の問題を解決しやすくする働き

「いくら考えても結論が出ない問題」や「なかなか解決できそうにない問題」は、ひと晩〝寝かす〟ほうが解決の糸口が見えやすくなるもの。これは、寝ているうちに記憶が整理整頓されて、本当に必要な記憶だけが残された結果、問題の筋道が見えやすくなるためと考えられます。また、このように問題点が整理されると、翌朝起きた後に、「あっ、こうすればよかったのか」というアイディアやひらめきなどが浮かびやすくなります。

記憶定着を促す働き

学習した記憶を確実に覚えたいのなら、十分に睡眠をとることが不可欠。寝ているときの脳内では、記憶定着作業がさかんに進められているのです。つまり、記憶力を上げて成績をアップしたいのならば、「寝ないで勉強をがんばる」よりも、「集中して勉強して、ぐっすり寝る」ほうがずっと効率的だということ。「一夜漬け」の勉強では、覚えたことがなかなか身に着かないのです。

いかがでしょう。記憶の整理整頓といい、ひらめきやすさといい、これまで述べてきた「ぼんやり」の効果と重なる部分が多々ありますよね。

まあ言ってみれば、「睡眠」も「ぼんやり」も、基本的には心身を通常モードにリセットするための機能のようなもの。おのずと「解決すべきポイント」が似通ってくるのかもしれません。

ただ、「睡眠」と「ぼんやり」の作用に似たところがあるからといって、**「ぼんやり活動はプチ睡眠のようなものだ」といった受け止め方をするのは、私は間違い**だと思います。

「睡眠時の脳活動」と「ぼんやり時の脳活動」を比べると、出ている脳波も違うし、脳の活動部位や活動範囲もまったく違っています。

それに、睡眠時の脳は、ぼんやりしているときとは比べられないほど複雑で重層的なパターンで動いています。ですから、両者の活動は、基本的に「別もの」と捉えるべきでしょう。

とにかく、デフォルト・モード・ネットワークのメカニズムはもちろん、睡眠のメカニズムもまだまだ科学的にわからないことだらけのようなものなのです。おそらく今後研究が進めば、両者がどういう関係性の下に働いているのかもクリアになってくるのではないでしょうか。

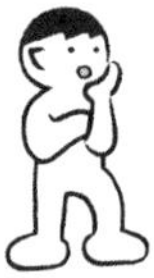

「脳のプチ充電」がバテない頭をつくる秘訣

睡眠もそうですが、**何もせずにボーッとしているのは、脳にとって「充電」のようなもの**だと私は考えています。

充電とは、力をためること。スマホやタブレットも充電せずに使い続けていればどんどんエネルギー残量が少なくなってしまいますよね。残量がゼロになったら機能を果たさなくなってしまいます。脳もそれと同じで、ちゃんと機能させるには、日々しっかり充電して力をためていかなくてはならないのです。

いちばん重要な充電時間は、やはり睡眠でしょう。明日という日を元気に過ごすための基本エネルギーは、たっぷり睡眠をとってチャージすべきです。ただ、朝から忙しく活動していれば、日中も脳のエネルギー残量が徐々に少なくなっていきます。だから、そういうときは「**ぼんやりタイム**」**をとって〝プチ充電〟**をしつつ、小まめに脳のエネルギー回復をはかっていくべきなのではないでしょうか。そうすれば、〝エネルギー切れ〟になることもなく、より効率的に脳の力を発揮していくことができますよね。

私は、人が脳力を十分に出せるかどうかは、こうした「充電」がカギになると思っています。充電の仕方がうまい人は、エネルギー残量を減らすこともなく、仕事などで本来の力を発揮していくことができるでしょう。

一方、充電の仕方がヘタな人は、エネルギー残量をどんどん減らしてしまい、力があってもその力を仕事などで十分に発揮できなくなってしまうのではないでしょうか。

つまり、覚醒活動時の脳力は、「睡眠」「ぼんやり」などの安静時活動をどれだけ充実させているかで大きな差がつくのです。

いまの日本では、何かを実現しようとするために、非常に多くの人が「睡眠時間」や「ぼんやりする時間」を削っています。仕事のため、勉強のため、資格のため、あるいは遊ぶために、少しでも〝ムダな時間〟を削って、何か他のことをする時間に当てようとしています。

しかし、それはまったく本末転倒なこと。人間はしっかり充電をしなければ力を発揮することができません。むしろ、「睡眠時間」や「ぼんやりする時間」を削っていたら、自分本来の力を出せなくなって「やりたいこと」や「実現したいこと」を遠ざけてしまうことになるでしょう。

「睡眠時間」や「ぼんやりする時間」は、〝ムダな時間〟どころか、わたしたちが力を発揮するために〝必要不可欠の時間〟です。自分の力を発揮してステップアップをしていきたいのなら、決して削ってはいけません。逆に、こういう充電時間を積極的につくっていかなくてはならないのです。

さて、みなさんの充電時間は十分に足りているでしょうか。1日1日のエネルギー残量は十分に足りているでしょうか。

最近は、喫茶店などでコンセントを借りてスマホ、タブレット、パソコンなどの器機を充電している人をよく見かけます。たいていの人は何かをしていて、喫茶店で何もせずにひとりでボーッとしている人は、あまり見かけなくなってきたような気がします。

でも、わたしたちに本当に必要なのは、「スマホの充電」よりも「脳のプチ充電＝ぼんやり」なのかもしれません。

みなさんもこれからは、スマホを充電するような感覚で、小まめにぼんやりして脳の充電につとめるようにしてみてはいかがでしょうか。

第4章

「ぼんやり脳」をつくるちょっとしたコツ

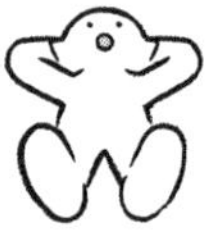

生活リズムの中の21の「ぼんやりのパターン」

「ボーッとすることが脳に必要なことだってことはわかったけど、具体的にどういうふうにぼんやりすればいいんだろう」——みなさんの中には、そんな戸惑いを持っている方もいらっしゃるかもしれません。

そこで、この章では、何もせずにぼんやりするためのハウツーをご紹介していくことにしましょう。ただ、最初にひとつ申し上げておくと、「ぼんやり」に決まりごとはありません。そんなに構えることなく、みなさんそれぞれ自分流のやり方でぼんやりすればいいと思います。

1日の決まった時間にぼんやりするのでもいいし、思いついたときにぼんやりするのでもいい。目をつぶって瞑想するようにぼんやりするのでもいいし、行き交う人々をマンウォッチングしながらぼんやりするのでもいいし、15分間ぼんやりするのでもいい。2、3分ぼんやりするのでもいいし、喫茶店などのざわめきのある場所でぼんやりするのでもいい。また、誰もいない静かな場所でぼんやりするのでもいい。どんなやり方でも構いませんので、**「自分にはこのぼんやりの仕方が合う」というパターンを見つけてください**。

そして、自分の「ぼんやりパターン」が見つかったら、それを日々の生活リズムに組み込んで習慣にしていくようにしましょう。やり方はどうあれ、何より大切なのは、日々の習慣として実践していくことなのです。

これからご紹介する21の項目は、「ぼんやり」を実践していくうえでの「ちょっとしたコツ」です。きっと、これらを踏まえてぼんやりするようにすれば、「ぼんやりの効果」をより自分のために役立てていくことができるでしょう。ぜひみなさん、毎日の生活の中で効果をうまく引き出しつつ、ぼんやりすることを習慣にしていくようにしてください。

① 「自分のぼんやり隠れ家」を見つけておこう

ぼんやりするときにもっとも気を遣うのは「場所」かもしれません。上司の目が光っていたり、同僚や部下から話しかけられたり、電話がひっきりなしにかかってきたりするような場所では、到底ぼんやりなんかしていられませんよね。

やはり、ぼんやりは「知り合いがいない場所」「知り合いの目が届かない場所」でひとりで行なうのが基本だと思います。だから、**〝ここならば、人目を気にせずにゆっくりとボーッとできる〟**という場所を見つけておくといいのです。言ってみれば、「自分だけのぼんやり隠れ家」をつくっておくといいんですね。

たとえば、会社内であれば、「ちょっと離れたところにあるトイレ」とか、「空き会議室」とか、「あまり人が来ない資料室」とか、そういう場所も「**ぼんやり隠れ家**」になり得るのではないでしょうか。また、会社の外であれば、「会社の人間があまり来ない喫茶店」や「会社の人間は絶対に来ない公園のベンチ」などの隠れ家的スポットを見つけておくといいでしょう。

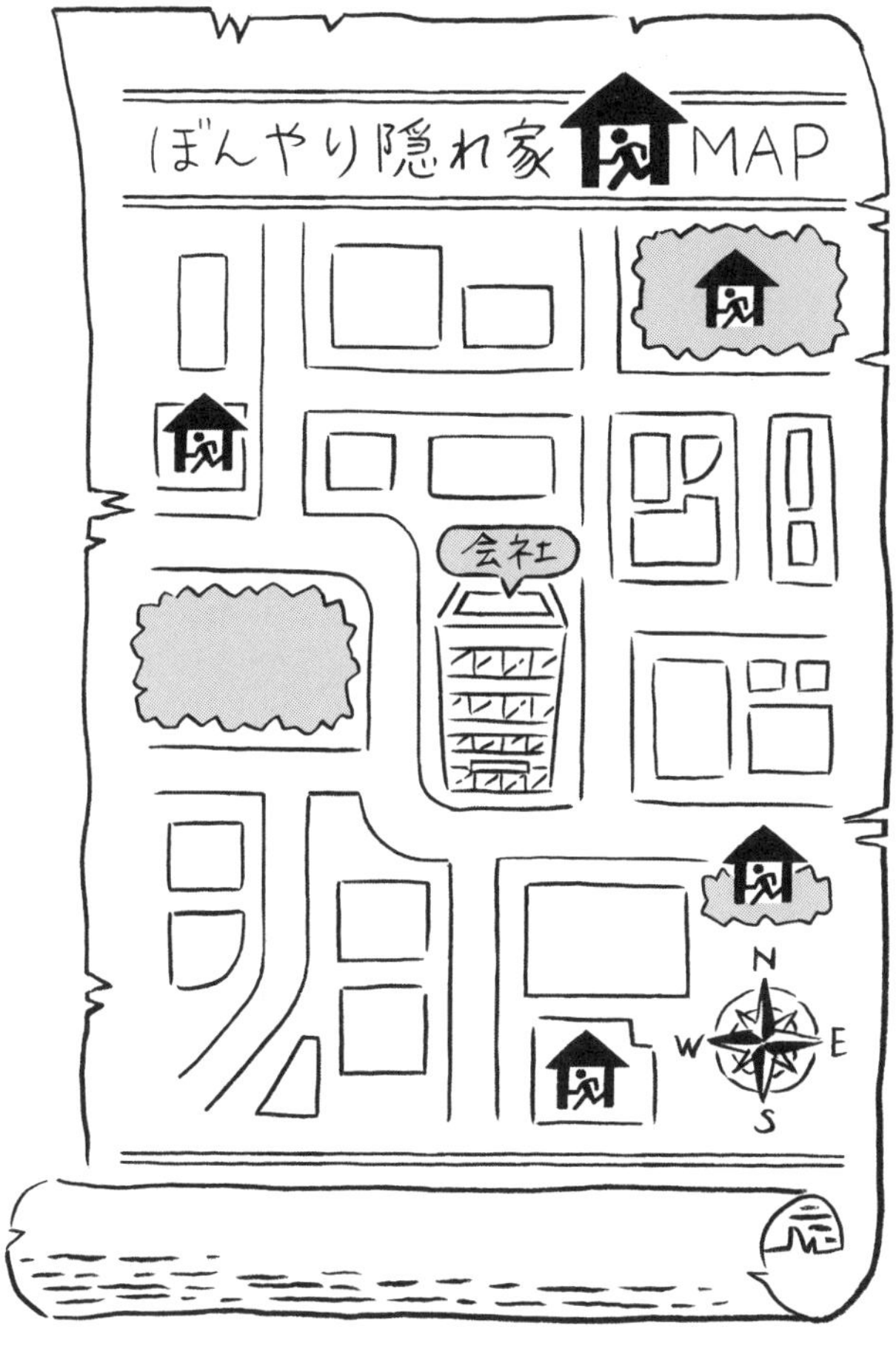

自分だけの「ほっとできる場所」を探そう

第4章

「ぼんやり脳」をつくる
ちょっとしたコツ

それと、電車やバス、タクシーなどの移動が多い人は、これらの乗り物を「ぼんやり隠れ家」にしたようなつもりで利用するといいと思います。**なかでも電車のガタンゴトンというリズミカルで単調な振動音は脳活動を鎮静化させる作用があるため、頭をからっぽにしてぼんやりするのに向いています。**

なお、世のお父さん方からは「自宅でゆっくりぼんやりしたいんだけど、家にはひとりでボーッとできるような自分の居場所がない」という声もよく聞きます。自宅には自分の部屋がないし、ほとんどのスペースは家族に占領されてしまっているというわけですね。そういうときは、駐車場に止めた車の中でぼんやりするのはどうでしょう。ちょっと寂しいですが、「車の中にひとりでいるのがいちばん落ち着く」という人はけっこう多いものなのです。

ぜひみなさんも落ち着けるスペースを見つけておいて、いつでも心おきなくぼんやりできるようにしておきましょう。

②「スマホから離れる時間」をつくってみよう

みなさんの中には、スマホを片時も手放さずに日々生活を送っている人も多いのではないでしょうか。

ただ、じつはスマホや携帯は、「ぼんやり」にとっては非常に大きな障害になっているのです。なぜなら、ちょっとでも時間が空くと、ついついスマホや携帯を取り出して見てしまうから。言わば、スマホや携帯のせいで「ぼんやりする時間」がなくなってしまっているわけですね。

では、いったいどうすればいいのか。

いまの時代にスマホや携帯を使わないという選択をするのは不可能。ですから、**空いた時間にうまく「スマホ時間」と「ぼんやり時間」を使い分けていくようにする**といいでしょう。

たとえば、「仕事が一段落したら、まず3分間ぼんやりしてからスマホを取り出すようにする」とか、「ちゃんと『ぼんやりタイム』をとるときはスマホの電源を切っ

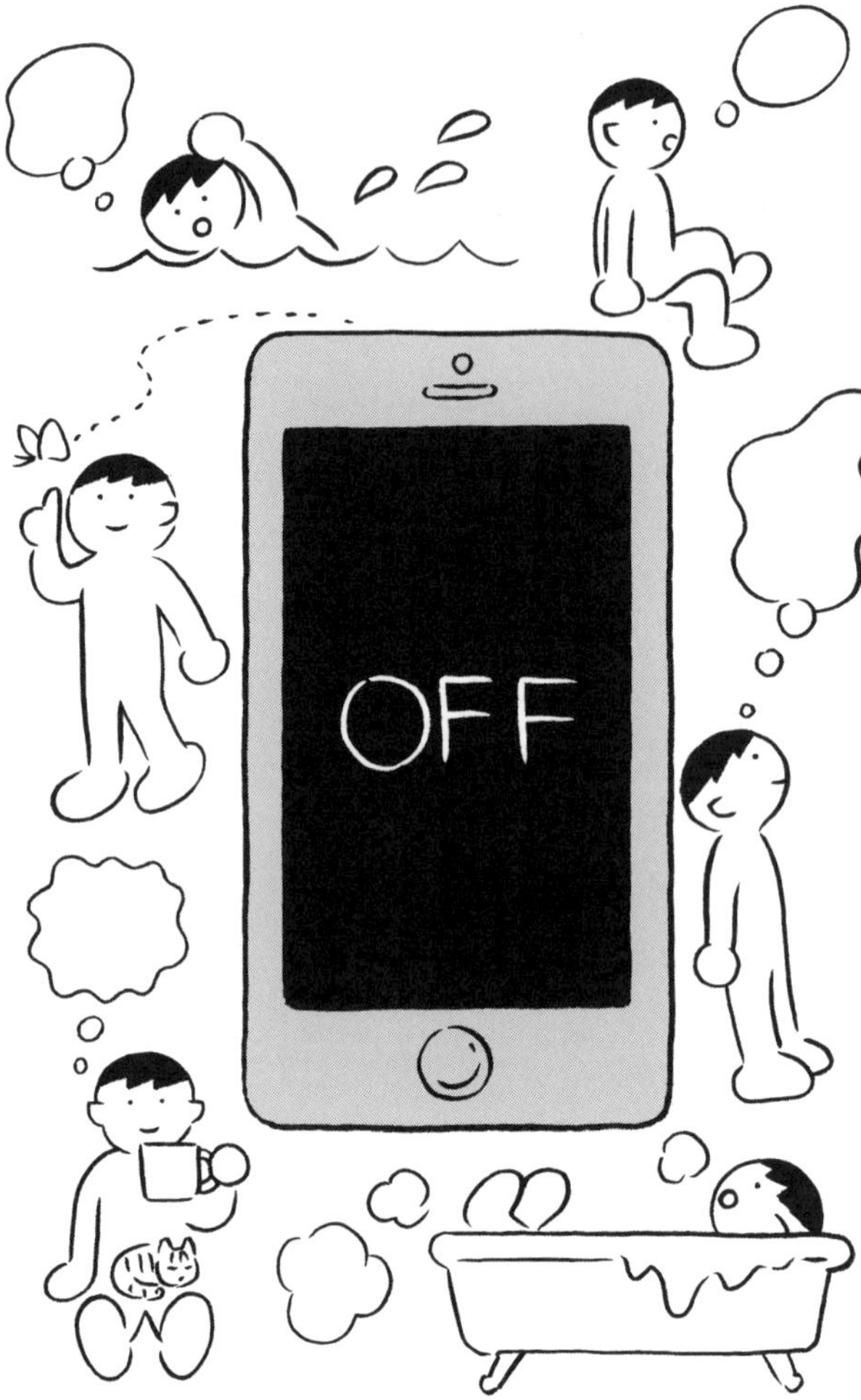

スマホを置いて「ぼんやりタイム」をつくる

ておく」とかといったように、自分なりのルールを決めて時間を使い分けていくのはどうでしょうか。

とにかく、現代ではスマホなどの携帯端末に依存している人が多いので、ぼんやりするためには「**あえてスマホから離れる時間をつくる**」というくらいの心がけが必要なのです。

スマホから離れてぼんやりするには、意識的に「スマホを使いにくい場所」に行くのもひとつの手。静かな図書館、ホテルのロビー、それに、プールや温泉に入ったりエステやマッサージを受けたりしながらぼんやりするのもいいと思います。なお、毎日の生活の中で、必ずスマホを手放す時間が「バスタイム」です。お風呂に入るときは、ぜひゆっくりと湯船に浸かってぼんやりするようにしてください。この際、お湯の温度が高いとのぼせやすいので、39℃くらいのぬるめのお湯に浸かってリラックスするようにするといいでしょう。

③ 湧きあがってくるイメージに身をまかせよう

「ぼんやりする」というと、「頭をからっぽにして何も考えない」というイメージがあります。

仏教哲学的に言うのであれば「無念無想」というやつですね。

ただ、「頭の中を空にして何も考えない」というのは、簡単なようでいて難しいものなのです。「〇〇のことを考えるな」と言われると、逆に「〇〇」について考えてしまうのが人の常。「何もしない」ことはできても、「何も考えない」というのはちょっとやそっとでできることではないのです。

ですから私は、「**何も考えない**」**という点にこだわる必要はない**と思います。ただぼんやりしながら、次々と頭の中に湧きあがってくる考えやイメージに身を委ねていればそれでいいのではないでしょうか。

たとえば、仕事のことが気になれば、そのことをイメージしていればいいし、新しい服を買いたいなと思えば、その服のイメージをふくらませるのでもいい。ふと旧友

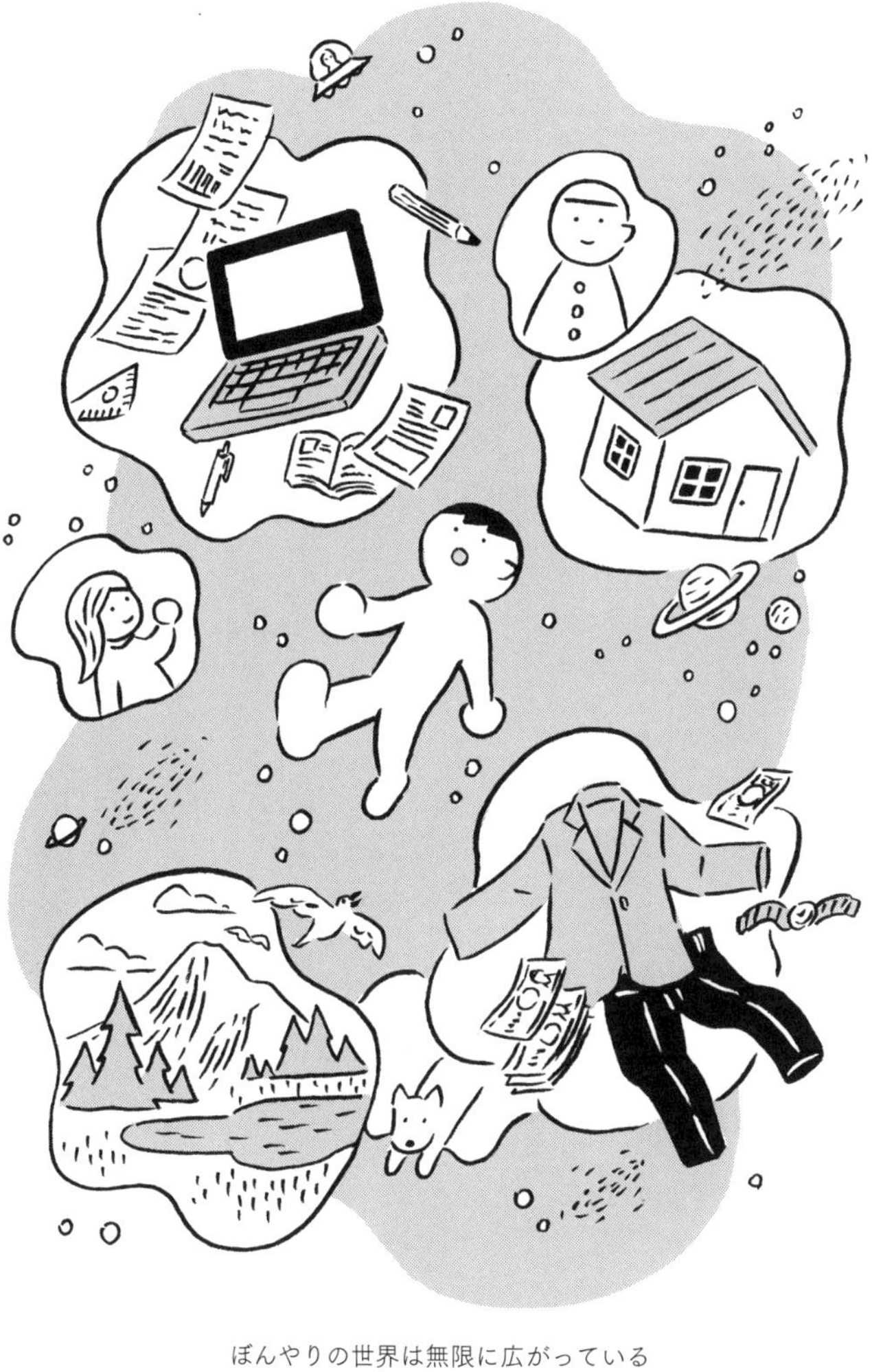

ぼんやりの世界は無限に広がっている

第４章

「ぼんやり脳」をつくる
ちょっとしたコツ

の顔が浮かべば、その記憶や思い出をたどってみてもいい。また、〝あいつ、何の仕事をしてるんだっけ〟とか〝あの業界はいまたいへんだろうな〟とか〝あいつ、もしかしたら苦労しているのかもな〟とかといったように、連想的にどんどんイメージをつなげていくのもいいでしょう。

それと、電車に乗っているときなどは、目に入ってくる人や景色になんとなく焦点を当ててイメージの波に揺られているのもいいと思います。〝あの人、美人だな〟とか〝この駅、まだ降りたことないな〟とか〝あの建物、変わってるな〟とか〝あの家、新築かな〟とか、目に留まったものや関心を向けたものに対してぼんやりと考えを巡らせていけばいいのではないでしょうか。

とにかく、「こういうふうにぼんやりしなければならない」という決まりはないのです。「ぼんやりの世界」は無限に広がっています。ぜひみなさん、ぼんやりのゆったりとした流れに身をまかせながら、自由自在にイメージや考えを広げてみてください。

④ 悩んでいるときは「問題の全体像」を浮かべてみる

何かに悩んでいるときや何かに迷っているときは、少し戦略的にぼんやりしてみるのもいいと思います。

たとえば、**悩んでいる問題の「全体像」をなんとなく頭に浮かべながらボーッとしていると、問題解決のカギがどのあたりにあるのかが見えやすくなる傾向があります。**算数の図形問題なども、固定的な狭い考え方に囚われていると苦労しますが、ぼんやり全体像を眺めてみると、「そっか、ここに補助線を引けば簡単に答えが出せるんだ」ということに気づいたりします。それと同じように、視野を広くとって物事の全体をぼんやりながめてみると、それまでまったく気づかなかった意外な点が見えてくるものなのです。

だから、もし仕事のことで悩んでいるのであれば、社会において会社が果たしている役割とか、会社が動いている全体のシステムの流れとか、その流れの中における自分のポジションとか、仕事全体の大きな流れをぼんやりと思い浮かべてみてはいかが

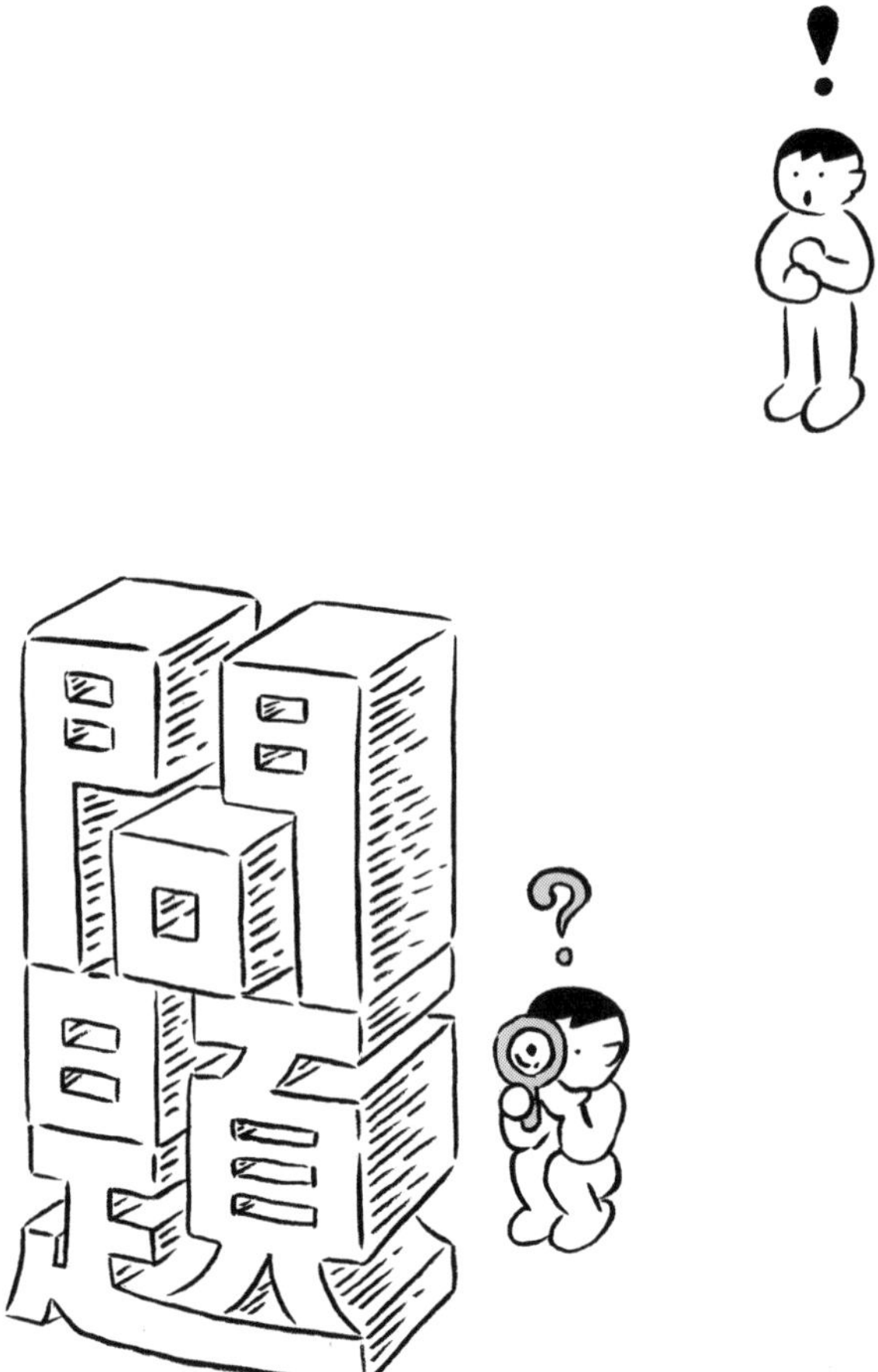

ぼんやりと問題の全体をイメージしてみる

でしょう。そうすれば、会社はこれからどんな流れに向かうべきなのかとか、その流れにおいて自分がいまどんな役割を果たすべきなのかとか、自分がやるべき仕事が見えてくるかもしれません。

それに、どんなことであれ、**物事の全体像が「なんとなく見えている」**というのはとても大切なことです。全体像が見えていれば、仕事や人間関係などでも問題解決能力を発揮できるようになっていくはず。ぼんやりするたびに自分が関わっている問題の全体像を思い浮かべるようなクセをつけておけば、おそらく後々いろいろな面で役に立つのではないでしょうか。

1日中忙しく目の前のタスクばかりを追いかけてばかりいると、ときとして全体が見えなくなり、いったい自分が何を追いかけているのかわからなくなってくることもあります。そういう点でも、時折「ぼんやりと全体をイメージすること」は意味のあることなのでしょうね。

5 高いところに上ってみるのもいい

巨大迷路にハマってゴールすることができなかったとしても、隣の小高い丘に登って迷路全体を見下ろせば、〝そうか、あそこの道をああやって進めばゴールに行けたんだな〟ということがわかるもの。これと同じように、**高いところに行ってぼんやりすると、思いがけずいいアイディアが浮かんだり、問題の解決策が見えてきたりすることが少なくありません。**

それに見晴らしのいい高いところに行くと、気分もすっきりして、気持ちが大きくなったような気になるもの。デパートやビルの屋上でもいいし、街を見下ろせる公園でもいい。東京タワーやスカイツリーなどの展望台に行ってみるのでもいいでしょう。気分がもやもやとしているときは、ちょっと高いところに行って下界を見下ろしながらぼんやりしてみてはいかがでしょうか。

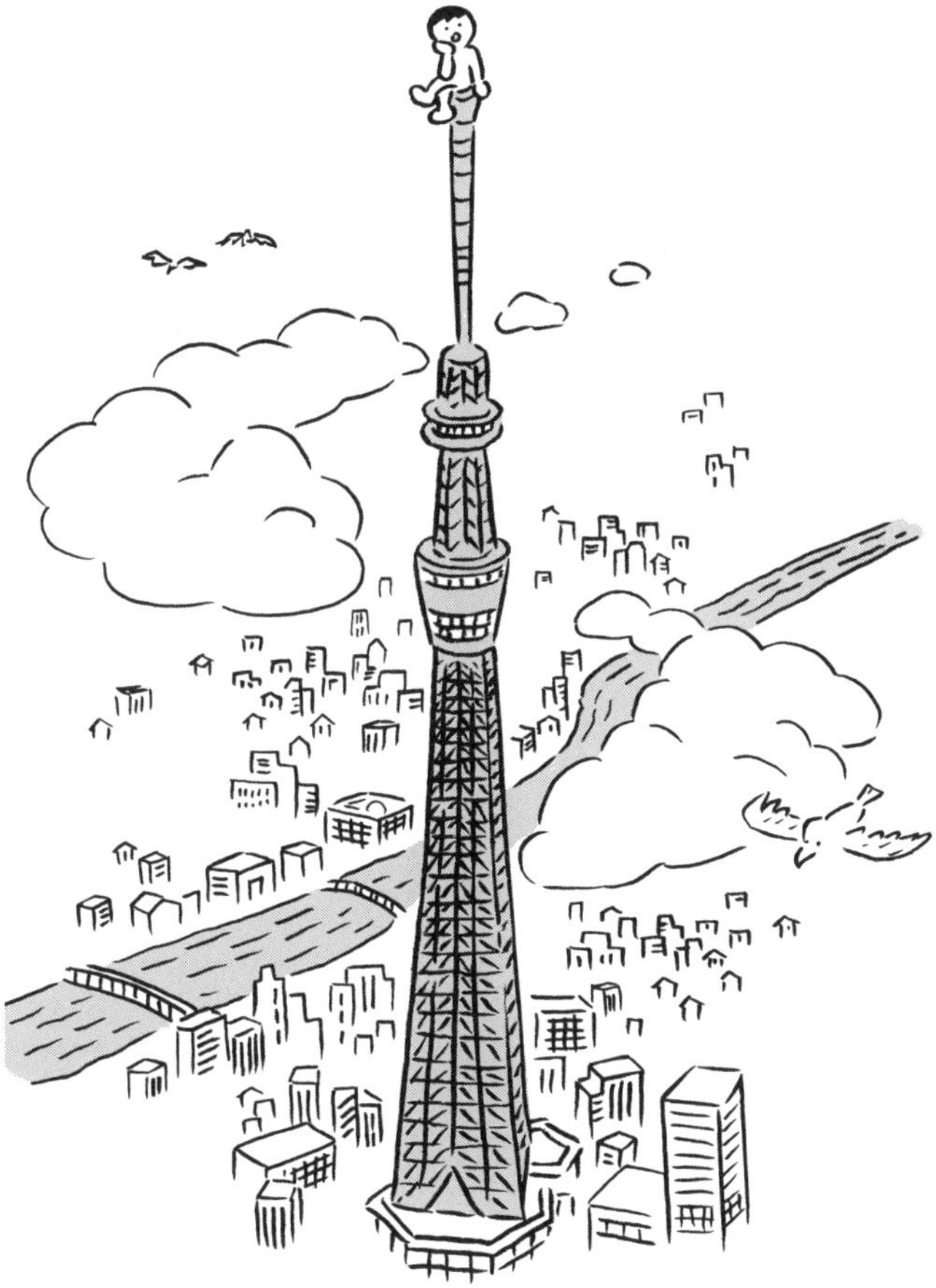

視界が変われば見方も変わる

第４章

「ぼんやり脳」をつくるちょっとしたコツ

⑥ 自分を「空から見ているつもり」になってみる

ぼんやりしているときに「自分を客観的に見るクセ」をつけておくと、自分が置かれている立場や状況がよりクリアに見えてくるようになります。自分を客観視するようにしていると、自分の意外な一面が見えてきたり、「いま何をすべきか」「どの道を進むべきか」といったことが見えてきたりするようになり、自分の思考や行動を軌道修正しやすくなるのです。

自分を客観視するには、**「自分の思考や行動を『もうひとりの自分』が上から見下ろして冷静に分析しているようなイメージ」**を持つといいでしょう。これは「メタ認知」と呼ばれている心理技法。たとえば、「もうひとりの自分」が神さまのように空の雲間から下界を見下ろしていて、(豆粒のように小さく見える) 自分の行動をチェックしているようなイメージを持つのでもいいかもしれませんね。

⑦ ひらめきは「期待度20％」ぐらいのほうがいい

ぼんやりしていると、ひらめきやアイディアが得られやすい状態になることについては先の章で述べました。

ただ、だからといって、「ひらめきが欲しい」「企画のアイディアが欲しい」という目的のためにぼんやりするのはいかがなものでしょうか。

私は、**「ぼんやりに〝結果〟を求める」のは、ちょっと本末転倒**のような気がします。ひらめきやアイディアは、あくまでぼんやりしたことによって〝副次的に〟もたらされる「プレゼント」のようなもの。そのプレゼントは頭の中の偶然の結びつきによってもたらされるものであって、求めて得られる類のものではありません。まして、プレゼント欲しさにぼんやりしたとしても、そうそう簡単に得られるものではないでしょう。

ですから、ひらめきやアイディアに関しては、あまり期待しすぎないほうがいいと思います。「ひらめきが得られなくてもともと」「何かちょっといい考えでも浮かべば、それだけでもラッキー」というくらいのスタンスでぼんやりするほうがいいのではないでしょうか。

それに、**ひらめきとは「意外性」のある〝サプライズ・プレゼント〟だからこそいいのです。**普段からぼんやりするのを習慣にしていたとしても、そうそう「ヒット」が生まれるわけではありません。

野球では打率が3割に乗っていれば「確実性のあるバッター」と呼ばれます。「意外性のあるバッター」と呼ばれている選手は打率がだいたい2割ちょっとくらいです。でも、打率2割の選手だって、たまに試合を決定づける貴重なホームランを放つことがあります。

ですから、ぼんやりするときの「ひらめき期待度」も20%くらいに考えておくほうがいいのでしょう。ヒットは出なくてもともと。ただ、地道に続けていれば、そのうち周囲をアッと驚かせる大ホームランが生まれるかもしれないのです。

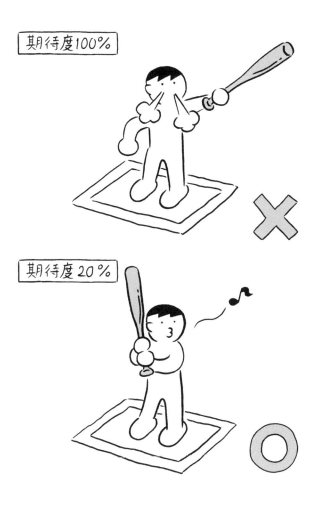

ひらめきは期待度20%と考えよう

⑧ 無関係の何かと何かを結びつけてみる

先の章でも述べたように、**一見無関係なもの同士の「つながり」が見つかるとひらめきが生まれやすくなります。**

そのためには、普段からボーッとしながら、無関係の何かと何かの共通項を探すような考え方のクセをつけておくといいのではないでしょうか。「脳と宇宙はどこか似ている」「オレンジとねじ回しをつなげてみたら……」といったように、関係なさそうに見えるものたちの似ている点を探してみたり、つなぎ合せてみたりするのです。

こういう〝**頭の中のパズル**〟をしながら目に入ってくるものをぼんやりと組み合わせていると、けっこうおもしろいアイディアや発見が得られることが多いもの。とくに、日頃から企画やアイディアをひねり出すのに苦しんでいる人は、積極的にトライしてみてはどうでしょうか。

⑨「一生懸命ぼんやりする」のはNG

「何事にもまじめに取り組まないと気が済まない」という人はけっこう多いもの。そういう人に「人間にはぼんやりすることも必要なんですよ」とアドバイスをすると、「ハイ、わかりました、これからは一生懸命ぼんやりします」といった返事が返ってくることがよくあります。

ただ、「ぼんやり」という行為は、基本的に脱力している状態で行なうものだと思います。気合を入れてがんばって取り組んだり、力を込めて一生懸命取り組んだりする類のものではありません。それに、あまり心や体に余計な力が入っていると、「ぼんやりモード・ネットワーク」もうまく働かないし、その効果も十分には得られないのではないかと思います。

なるべくで構いませんので、**ぼんやり時は「脱力&リラックス」**を心がけましょう。

⑩ 意識的に自分のレールをはずれてみよう

いつも同じ道を歩いていては、いつも同じ景色しか見えません。でも、いつもとコースを変えてみたり、回り道や寄り道をしてみたりすると、何かしらの発見や驚きに出くわすものです。

ぼんやりするのもこれと一緒。意識的に自分のレールをはずれてみて、これまで縁のなかった畑違いの分野のことをイメージしていると、けっこうおもしろい発見やアイディアが得られることがあります。ノーベル賞などの偉大な発見も、専門分野の研究ではなく、何かまったく別のことをやっているうちに見つかったということが多いもの。ですから、たまには、**いつもとは違う世界のことに思いを向けてボーッとしてみてはいかがでしょう**。ひょっとしたら、それをきっかけにビッグなひらめきが生まれるかもしれません。

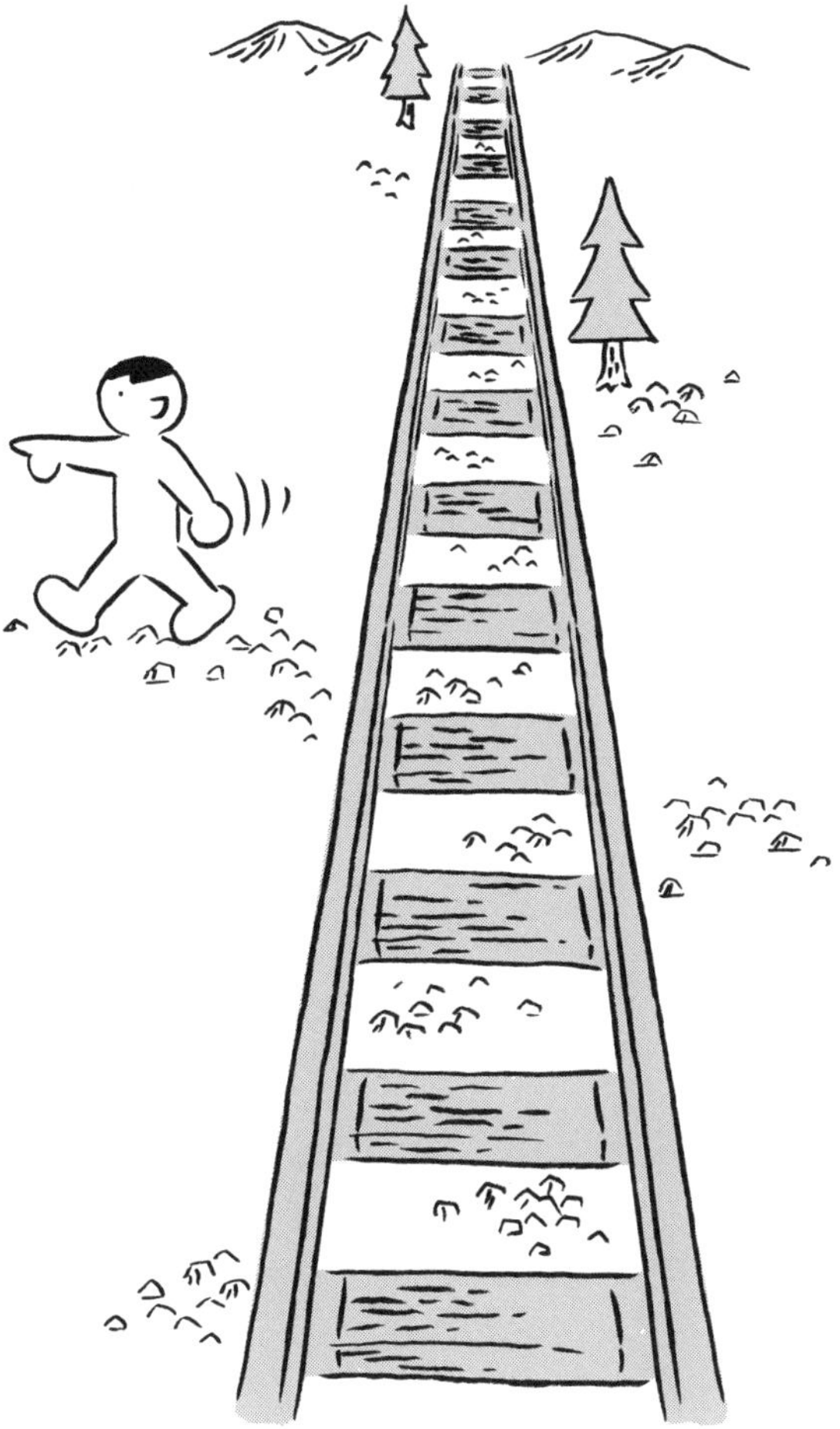

いつもと同じコースをはずれたところに発見がある

第４章

「ぼんやり脳」をつくるちょっとしたコツ

⑪「ひらめきのパターン」はしっかり覚えておく

もし、「これだ!」というひらめきが得られたなら、そのパターンをしっかり覚えておくようにするといいでしょう。ひらめきを得たのはどんな状況だったのか。朝なのか、仕事中なのか、寝る前なのか、何をしているときだったのか。それに、そのひらめきを得るまでどんな頭の使い方をしていたのか。何時間も考え込んでいたときだったのか、それとも、考えに詰まってぼんやりしているときだったのか――。こういったパターンをインプットしておけば、次も意識的に同じパターンを辿《たど》ることにより、ひらめきに到達する確率を高められるはずです。

ひらめきのようなうれしい経験があると、脳は無意識のうちにそのパターンをトレースするようになるもの。そして、そういうパターンをつかむことが、より脳の力を引き出すことにつながっていくのです。

⑫「落ち込んでいるヒマ」くらいはつくろう

「ぼんやりモード・ネットワーク」は、自分の行動を反省するためのシステムのようなものです。

「反省をすること」はとても大事なこと。人は、失敗したり間違ったりしても、**その行動を思い返して反省するからこそ、自分で軌道修正をして成長していくことができる**のです。ろくに反省もせずにほったらかしにしていたら、いずれまた同じ過ちを繰り返すことになってしまいます。

よく、忙しい人は、ミスや失敗をしても「落ち込んでいるヒマなんてない、気持ちを切り替えて次の仕事に向かおう」という発想をします。でも、それだと反省のタイミングを逸してしまい、そのまま忘れてしまうということになりがちです。だから、失敗やミスをしでかしてしまった後は、〝あれはまずかった〟〝今度は気をつけよう〟と、自分のとった行動をぼんやり思い出して、ひとしきり反省する時間をとるほうがいいのです。

つまり、失敗やミスをした後は、少しの時間で構わないから、「落ち込んでいるヒマ」くらいちゃんとつくったほうがいいということ。ぜひみなさん、「ぼんやりモード・ネットワーク」の機能を生かしながら、自分の何がまずかったのか、自分のどこを改めるべきなのか、ボーッと考えるようにしてください。そして、その反省を次の行動に生かしていくようにしましょう。

ただ、**過去の失敗をだらだらと後悔するのはNG**。「反省」は次に生かすことができますが、「後悔」しても何も変えられるわけではありません。それに〝あんなことしなければよかった〟といったことを長い時間にわたって考えていると、思考がマイナスに傾いていつまでもクヨクヨする「後悔モード」に入ってしまいがちになります。ですから、「反省はしても、後悔はしない」という姿勢で臨むことが大切。反省しているといつの間にか「後悔モード」に入ってしまうという人は、3分とか5分とか、時間を決めて反省をするのもいいでしょう。

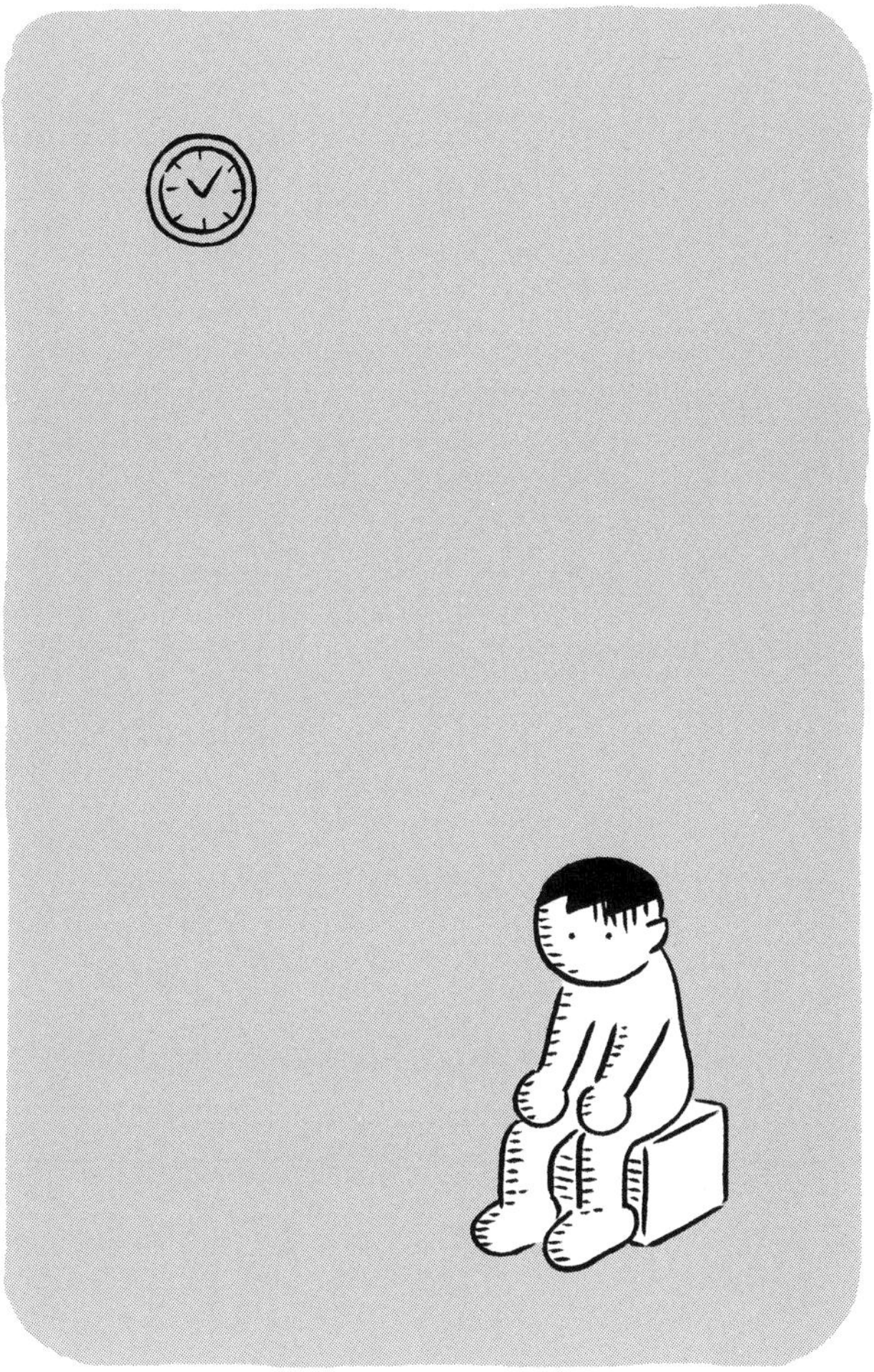

反省は時間を区切ってしよう

第4章

「ぼんやり脳」をつくる
ちょっとしたコツ

13 歩きながらぼんやりするのもおすすめ

「歩くこと」と「ぼんやり」には密接なつながりがあります。

みなさんは、リズミカルに歩いているうちに、頭の中がシーンとしてきていろんなイメージが湧いてくることはないでしょうか。これは、歩行という作業を続けることによって大脳の意識的な活動が鎮静化して、代わりに「ぼんやり機能」が台頭してくるからなのです。

歩いているときは、脳の注意がいい感じにあちこちへ分散しています。「車が来ないか」とか「つまずきそうな段差はないか」とかと、安全性にもそれなりに注意を払っていますし、道を歩いているうちに人や建物、犬、花などいろんなものが目に入ってきてそれらにも注意を向けています。また、手足を動かすのにもエネルギーを割かなくてはならないため、脳の注意レベルや思考力のレベルは、多少落ち気味になっています。つまり、**頭をしきりに働かせているわけでもなく、まったく働かせてないわけでもないような半端な状態**です。「ぼんやり機能」が働くのには、そういう半端な状態がちょうどいいんですね。

なお、このように歩きながらぼんやりといろんなイメージを浮かべていると、いいアイディアやひらめきが得られることが少なくありません。きっと、目下の懸案問題のことをなんとなく思い浮かべながら歩いているうちに、頭の中で「無関係なもの同士のつながり」が生まれやすくなるのでしょう。

そういえば、昔の哲学者や小説家には、歩きながら想を練っていた人が少なくありません。古代ギリシャのアリストテレスやその仲間たちは、歩きながら考えたり議論をしたりしために「逍遥学派《しょうようがくは》」と呼ばれました。また、哲学者・西田幾多郎《きたろう》が散歩をしながら思索を深めたのも有名な話です。文豪・夏目漱石《そうせき》もしょっちゅうステッキを片手に散歩をしていたといいます。

きっと、こうした**知の偉人たちは、「歩いていると、いいアイディアが湧きやすい」という〝ぼんやりの効果〟を知っていたのかもしれませんね。**

14 エアロバイクを漕ぎながらぼんやりしてみよう

前の項目で紹介したように、ウォーキングなどの軽い運動には「ぼんやり機能」を刺激する作用があります。ただし、どんな運動でもいいかというと、そういうわけではありません。運動で「ぼんやりモード」になるには、**脳が退屈するくらい単純な反復運動であり、なおかつ強度の軽い運動である必要がある**のです。動作が込み入った運動や激しい運動だと、脳がそっちにかかりきりになってしまい、ぼんやりする余裕がなくなってしまうんですね。

では、ウォーキング以外にどんな運動があるのか。私のおすすめは「エアロバイク」です。よくトレーニングジムなどに置いてある自転車漕ぎマシンですね。あれを軽めの負荷で行なっていると、脳がだんだん退屈してきてそのうちに「ぼんやりモード」へと入っていくはず。ぜひみなさん、試してみてください。

15 呼吸と歩き方は「ゆっくり」を意識する

前にも申し上げたように、ぼんやり時には「心身ともに脱力した状態」であるのが理想です。ボーッとするときだけでも構わないので、自律神経を「リラックスモード」の副交感神経優位にシフトするほうがいいんですね。

では、どうすれば心身をリラックスさせることができるのか。おすすめは呼吸と歩くペースをゆっくりさせることです。**呼吸の速さは自律神経とリンクしていて、意識してゆったりした呼吸にすると、自律神経を落ち着かせることができます。**また同様に、意識してゆっくりしたテンポで歩くと、心身のテンポも落ち着いてきます。

現代では、誰もかれもが忙しく、せわしいテンポで動いているもの。でも、周りに引きずられてテンポを速めっぱなしではいけません。こんなせわしい時代だからこそ「ゆっくりする技術」「ぼんやりする技術」をちゃんと身につけておきたいものです。

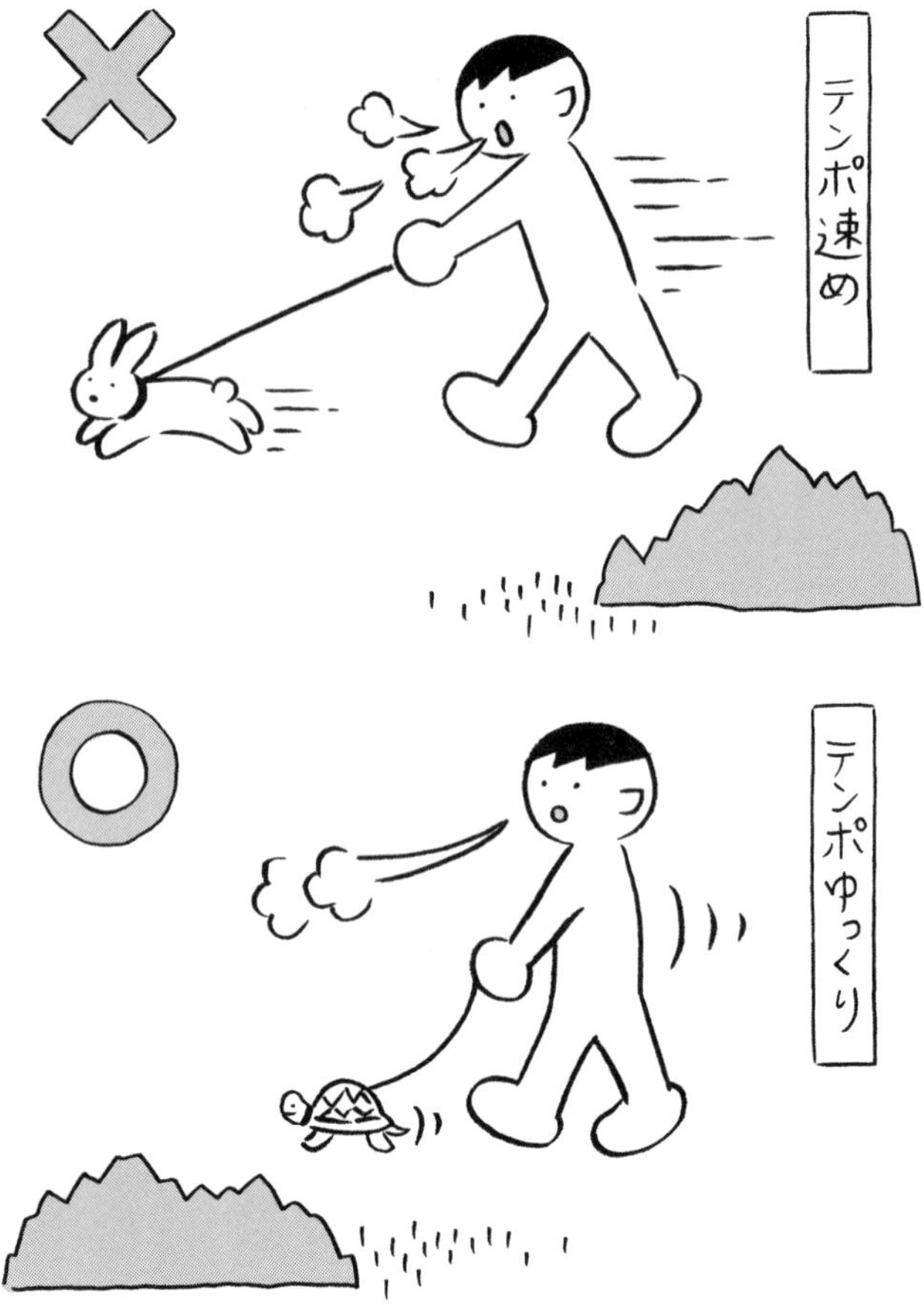
テンポ速め
テンポゆっくり

⑯ 電車に乗っている時間を「ぼんやりタイム」にあてる

「ぼんやりすることが大切なことはよくわかったけど、上司や同僚の手前もあるし、勤務時間内はとてもボーッとしている時間なんてないよ」――そんな方もいらっしゃることでしょう。

そういう方は、朝夕の電車通勤タイムを「ぼんやりタイム」にあててみてはいかがでしょう。電車に乗っている間、あえてスマホやタブレットを操作するのをやめ、ボーッと車窓を眺めたり乗客を眺めたりするのです。手持ち無沙汰だとついついスマホを取り出してしまいがちですが、そこをグッとこらえて、しばしぼんやりとイメージの波に揺られてみるのです。慣れてくれば、朝夕ぼんやりする時間が楽しくなってくるもの。ぜひ、**朝の通勤は「脳の準備体操」**、**夕方・夜の通勤は「脳の整理体操」**のようなつもりで取り組んでみてはどうでしょう。

⑰ 植物や動物に親しんでボーッとするのもいい

ペットなどの動物とふれ合っていると、じゃれたりかわいがったりしているうちにいつの間にか時間が過ぎてしまうことがあります。また、ガーデニングなどで植物の手入れをしたり土をいじったりしているときも、いつの間にか時間が経っていることがあります。そういうときには「ぼんやり機能」が刺激されていることが多いもの。**動物や植物とのふれ合いは、脳にとっても時を忘れてやすらぐことのできる貴重な時間**なのです。

また、森林浴をしたりバードウォッチングをしたりして、緑深い自然の中をぼんやり歩くのもおすすめです。きっと自然には「ぼんやり脳」を刺激する力があるのでしょう。みなさんも、たまの休日には「時を忘れてボーッとしていられる時間」をつくってみてはいかがでしょうか。

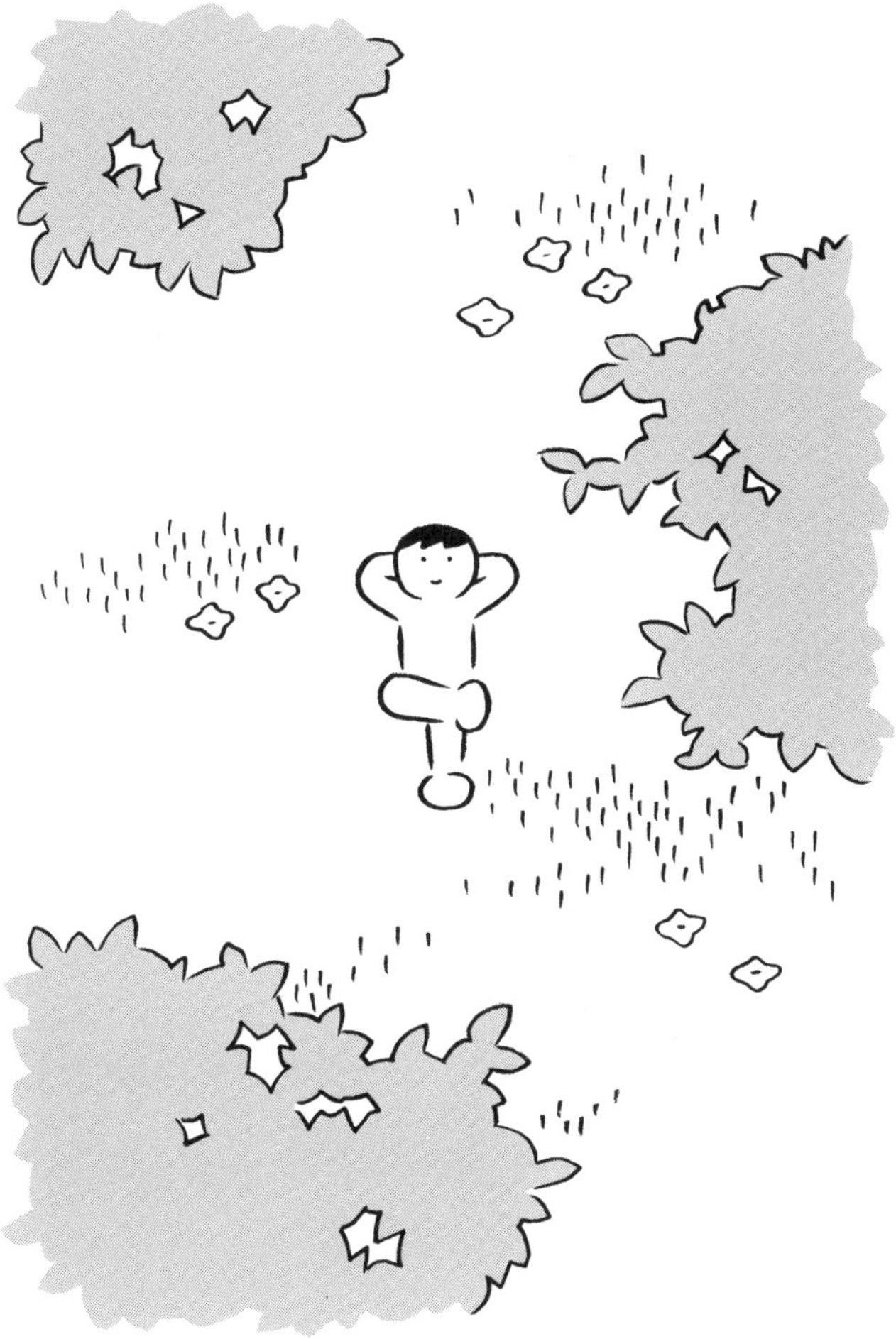

植物や動物はやすらぎをもたらす

⑱「無心になれる作業」をしてみよう

「靴箱の靴をぜんぶピカピカに磨き上げる」「ざるに積まれたじゃがいもの皮をひたすら剥き続ける」「キッチンのシンクやガス台をピカピカになるまで磨く」「100枚近くのハガキの宛名書きをする」――。

みなさんは、**こういった単純作業を行なっているうちに、いつの間にか無心になっている自分に気づくことはないでしょうか**。手はさかんに動かしているのに脳のほうはシーンと静まり返っていて、いろんなイメージや考えがあれこれと湧いてくることはないでしょうか。

これは、脳の「ぼんやり機能」が刺激されている証拠。先の章でも触れましたが、単純作業を行なっていると、脳の意識的活動が鎮静化して、デフォルト・モード・ネットワークの活動が高まってくるものなのです。

ただ、こうした作用は、どんな単純作業でも得られるわけではありません。条件を挙げるなら、「**頭を使わない作業**」「**脳が退屈するくらいの単純作業**」「**同じ動きをひ**

たすら繰り返す反復作業」といったところ。つまり、「退屈きわまる繰り返し作業なんだけど、やっているうちにいつのまにか夢中になってしまう」ような作業がいいのです。

たぶんみなさん子供の頃にやったことがおありだと思いますが、梱包材の「プチプチ」を指でひたすらつぶしていると、だんだんプチップチッとつぶしていくのがおもしろくなってやめられなくなってくるものですよね。ああいうのも「無心になれる作業」のひとつといっていいのかもしれません。

大人になるとあれやこれやと忙しく時間に追われるようになり、あのように「単純でつまらないこと」に夢中になる機会は少なくなってくるものですよね。でも、だからこそ、わたしたちは「**単純でつまらないことに対して無心になれる時間**」を**大切にしていくべきなのかもしれません。**

みなさんも休みの日などに「単純で退屈な作業」にトライして、最高に充実した時間を過ごしてみませんか。

19 1日の終わりに「ぼんやりタイム」をつくる

1日の中でぼんやりするのにもっとも適した時間は「就寝前のひととき」ではないでしょうか。

ごはんも済ませ、お風呂も済ませ、あとはもう寝るだけ……。そんな1日の終わりに、パジャマ姿でくつろぎながら、ぼんやりとその日の出来事を振り返るようにするのです。

1日の終わりは、今日と明日の切り替えポイントのようなもの。今日1日の行動を反省・点検し、明日への準備を整える時間です。先にも述べたように、「ぼんやりモード・ネットワーク」は自分を振り返って立て直しをはかるリセット・システムのようなもの。**就寝前に「ぼんやりタイム」をとっていると、今日のことをひとしきり反省し、明日への心構えを点検して、日々のマインド・コンディションを整えていくことができる**のです。

たとえば、日中に仕事のことで同僚と言い合いになって、腹立たしさと後悔が混じり合ったような複雑な気持ちだったとしましょう。そんなもんもんとした気持ちのまま寝てしまったら、明日まで嫌な関係を引きずってしまうかもしれませんよね。でも、就寝前に「ぼんやりタイム」をとっていれば、状況を整理し、気持ちを切り替えて明日を迎えることができるのではないでしょうか。

それに、**1日の終わりは、自律神経が「緊張モードの交感神経」から「リラックスモードの副交感神経」へと切り替わる時間帯でもあります。この時間帯にぼんやりする習慣をつけていると、副交感神経が高まりやすくなり、スムーズに睡眠へ移行できるようになります。**

つまり、就寝前に「ぼんやりタイム」をとるのは、心をリセットするだけでなく、体をリセットするのにもおすすめな健康習慣なのです。ぜひみなさん、1日1日をぼんやりと振り返り、うまく自分をリセットして立て直しながら、充実した日々を送っていくようにしてください。

⑳ スケジュール帳に「空白」を書き込もう

1日のスケジュール帳がすき間なく埋まっていないと落ち着かないという人はわりと少なくありません。きっと、手帳を見て1時間でも空いたスペースを見つけると、〝この時間、空けとくのもったいないから、何かできないだろうか〟と思ってしまうのでしょう。

でも、そんな性分では、到底ぼんやりしてなんかしていられませんよね。

私は、こういう人には「**スケジュール帳に『空白』を書き込むようなつもり**」で**予定を組む**ことをおすすめしています。

つまり、何も予定の入っていない「空白の時間」も〝こなすべき予定のひとつ〟のようなつもりで自分のスケジュールに入れておくのです。そういう意識でいると、「**空白をつくることが自分のタスク**」**になり**、「**空白＝もったいない**」**という考えになるのを防ぐことができる**んですね。

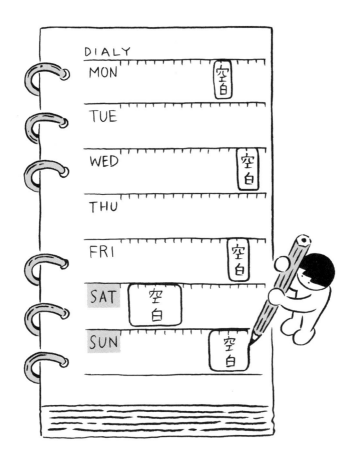

空白という余裕をつくる

第4章

「ぼんやり脳」をつくる ちょっとしたコツ

こうした「空白」を入れておくと、いろんな面で「余裕」が生まれてくるものです。空いた時間を使ってぼんやりすることができるのはもちろんですが、前の仕事が予想外に長引いてしまったとしても、焦ることなくスケジュールをこなしていくことができます。こういう時間の余裕があると、たとえ想定外のことが起きても対処しやすくなるわけです。

おそらく、「仕事ができる人」「対応力の高い有能な人」は、こういう「空白の時間」をものすごく大切にしているのではないでしょうか。たぶん、「予定をギチギチに詰め込んでしまう」のは、時間の余裕だけでなく心身の余裕をも失わせてしまい、結果的に自分のパフォーマンスの質を落とすことにつながるということを心得ているのでしょう。

ですから、ぜひみなさんも、勇気を持ってスケジュール帳に「空白」を書き込むようにしてください。そして、日々余裕を持って「ぼんやりモード・ネットワーク」を働かせていくようにしましょう。

㉑ たまには「何もしない日」をつくる

「空白の余裕」があるほうがいいのは1日のスケジュールだけではありません。1週間、1か月、半年、1年という長いスパンの時間においても、たまには「空白」をつくっておいたほうがいいと思います。

たとえば、**半月に1回か1か月に1回くらいの頻度で「スケジュールを何も入れていない日」「何もしない日」をつくっておくのはどうでしょう。**

別に、1日中ぼんやりしていてもいいし、ぼんやりしていなくても構いません。とにかく、たまにこういう日があると、「前からやろうやろうと思っていながらやっていなかったこと」や「ずっと後回しにしていたこと」をやろうという気になってくるもの。そして、こうしたことをしようというくらいの時間の余裕があると、知らず知らずのうちに心と体にも余裕が生まれてくるものなのです。

第5章

「ぼんやり上手」の人は人生もうまくいく！

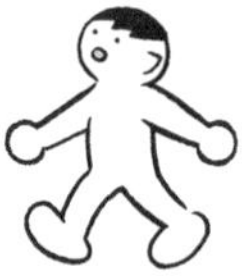

集中時とぼんやり時でこんなに違う思考のベクトル

みなさんは何かに対してものすごく集中しているとき、周りが見えなくなっているように感じることはありませんか。

パソコン仕事をしているとき、集中のあまり上司から声をかけられたのに気づかなかったり、大勢の前でプレゼンをするとき、緊張のあまり配布する資料を忘れてしまったり……。

このように、目の前の興味対象に過度に前のめりになっていると、身近なことへの注意力が低下して対応がおろそかになってしまいがちですよね。ヘタをすると、その注意力低下が大失敗につながることもあります。

一方、ぼんやりしているときは、何も考えていないようでいながら身の回りのことに関してはわりと注意を払っているものです。

たとえば、ボーッとしているときに何かの音楽が聞こえてくれば、〝あれ、この曲なんだっけ〟〝前に聴いたことあるな〟といった考えが浮かんだりしますし、誰かが目の前を通り過ぎれば、〝あの人、知り合いの○○さんに似ているな〟といった考えが浮かんだりします。

このように、**頭の中は集中とはかけ離れた散漫な状態ですが、周辺のことに対してなんとはなしに興味の目を注いでいます。**

すなわち、集中時とぼんやり時では、脳における興味や注意の向け方が大きく違っているのです。これを図式化すると、次のページのAとBの図に表わすことができるのではないでしょうか。

Aは集中しているときの図で、ベクトルが一方向に向いていています。何かのタスクや作業を遂行するために、1点に注意を集めているのです。こういうときの脳は、**思考力や分析力を働かせる前頭葉を中心に動いているもの。**前頭葉の機能を引き出すため

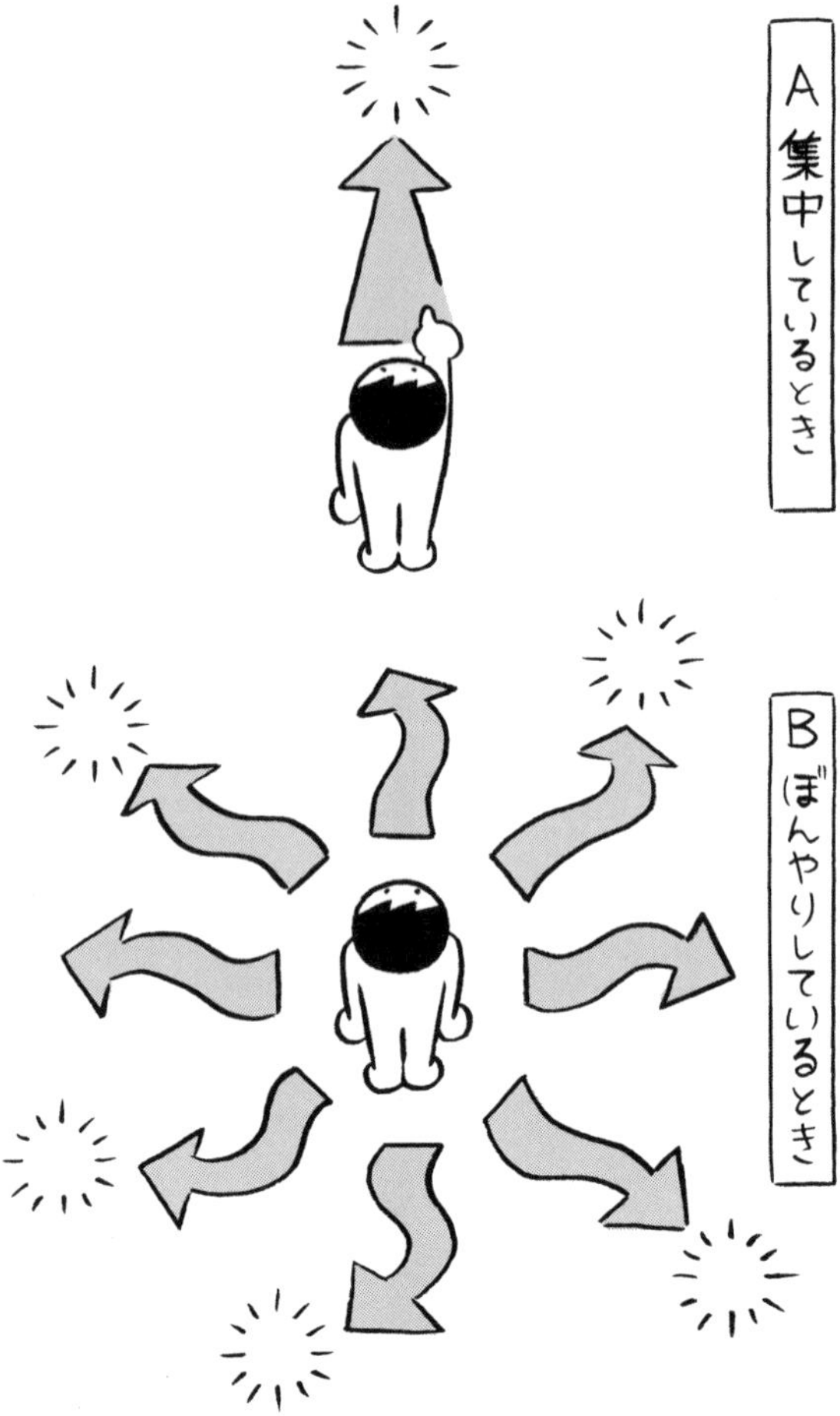

集中時（A）とぼんやり時（B）の思考のベクトルのイメージ

に、なるべくその部分だけを使って、他の部分は働かせないようにしているのです。

だから、この脳の使い方は、**ひとつの作業にハマり込んで行なうような「専門性の高い仕事」に向いています。**

しかし、この脳の使い方はあまりに1点集中のため、視野が狭くなって周りのことが見えなくなりがち。興味のあることに対しては深く突き詰めていくことができますが、その他のことには注意が向かず、なおざりにしてしまう傾向があるのです。

Bのほうはぼんやりしているときの図です。別にタスクや作業をしているわけでもなく、何もせずにボーッとしている状態だと思ってください。

この図では、ベクトルが周辺のいろんな方向に向いていますね。こういうときの脳は、**デフォルト・モード・ネットワークをはじめ、脳のたいへん広い範囲を使っています。**記憶、情動、会話、思考、分析、統合といった脳のさまざまな役割をしている部分をまんべんなく働かせて立て直しながら、どんなことにも対応できるような態勢を整えているのです。

こうした脳の使い方は、**幅広い分野や多くの人に目を配りながらあれこれとフォ**

ローをしていくような「総合力を求められる仕事」に向いています。興味の対象があちこちに散らばっているため、何かひとつのことを成し遂げたり究めたりするのには不向きですが、その分、いろんな分野、いろんな方面に興味や関心を持ってアクセスしていくことができるわけです。

つまり、Aの脳の使い方は、狭く深く物事を追究していくのに向いていて、Bの脳の使い方は、広く浅く物事を把握していくのに向いているわけですね。

勉強の仕方で言えば、Aパターンはひとつの得意教科だけをとことんがんばるタイプ、Bパターンは全教科にわたりポイントだけを押さえてまんべんなく得点を稼いでいくタイプといったところでしょうか。

みなさんご自身はどちらのタイプだと思いますか？

まあ、AとBどちらのほうが優れているというわけではなく、わたしたちは**AとBふたつをバランスよく使っていくのがベスト**なのだと思います。AもBも一長一短あります。Aパターン一辺倒でひとつのことに集中してばかりでもダメですし、Bパターン一辺倒でぼんやりしっぱなしでもダメなのです。

やはり大切なのはメリハリ。みなさんも、集中すべきときは集中し、ぼんやりすべきときはぼんやりして、脳をバランスよく使いながらAとBそれぞれの長所をうまく生かしていくようにしてください。

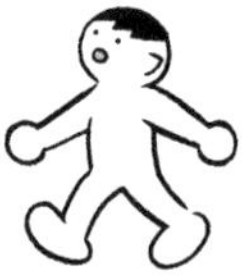

人生の中でいろんな可能性を見つけられる人の条件

最近、仕事などを一生懸命がんばっているのに、なぜか空回りしてしまって結果を出せない人が増えてきているような気がします。

先ほど述べたAとBの脳の使い方で言えば、Aのパターンの人です。1日中朝から晩まで忙しく、心身を集中させているのだけど、時間に追われてバタバタしてしまい、大事なところでミスをしてしまったり、本来の力を発揮できなかったり……。みなさんの中にも心当たりがある方がいらっしゃるかもしれません。

そういう方は日々の生活の中で「**Bパターンの脳の使い方**」**をする機会を増やしていくといい**と思います。つまり、もっとぼんやりする時間を増やして余裕を持って仕事に臨むようにしていくといいわけですね。

先ほども述べたように、**いつも集中して一方向に突っ走ってばかりいると視野が狭くなり、「近くにある大切なもの」や「周りにいる大切な人」「全体の中の自分のポジション」などのことが見えなくなってしまいがちです。**それに、やみくもに突っ走っていると、もし自分の道が間違っていたとしても、それに気づかないまま走っていってしまうかもしれません。

ですから、時には走るのをやめて立ち止まり、ぼんやりと辺りを見渡してみるほうがいいのです。

そうすれば、いままで見えていなかったものが見えてきます。きっと、レールから降りて辺りの景色を眺めてみれば、「これまでいかに自分が大切なものを見落としてきたか」、「いかに全体の中の自分の役割が見えていなかったか」「いま進んでいる道は本当に間違っていないのか」「正しい道はどっちなのか」といったことに気づくのではないでしょうか。

これに関しては人生も一緒だと思います。

普段からせわしい日々を送っていると、人生において大切なものを見落としてしまいがちなもの。その大切な宝物は、意外に自分の足元にあったり、自分の近くの人であったりすることが少なくありません。

つまり、**ぼんやりと自分の状況を見渡すようにしていれば、そういった「自分にとって大切なもの」を見落とすことなく、ひとつひとつすくい上げながら自分の仕事や人生にプラスに生かしていくことが可能となる**わけです。

それに、普段からぼんやりモード・ネットワークを働かせていると、視野を幅広くとって、いろんな方面の物や人に興味や関心を抱くことになります。きっと、興味の赴《おもむ》くままいろんなことにアクセスをしていけば、自分の中のいろんな可能性を掘り起こすことにつながるはずです。

たまたまリンゴが落ちるのを見て「万有引力の法則」を発見したニュートンではありませんが、たまたま視野に入って興味を抱いた対象がその人の運命を大きく変える可能性だってあるのです。みなさんにとっての「リンゴ」もいつ落ちてくるかわかりません。もし、突っ走ったままだと、せっかく落ちてきた「リンゴ」を素通りして、ビッグな可能性を逃してしまいかねません。それではあまりにもったいないと思いませんか。

ですから、自分の可能性を広げていくという意味でも、あまり急ぎすぎず、ゆっくり周りを見渡すくらいの余裕があるほうがいい。たまにぼんやりして立ち止まりながら人生を歩んでいくくらいのほうがいいのです。

もしかしたら、**自分を変える「運命の出会い」がぼんやりする時間の中に潜んでいるかもしれません。**ぜひみなさんも「ぼんやり上手」になって、人生の中でいろんな可能性を見つけていくようにしてください。

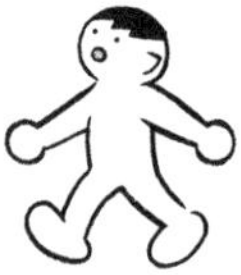

ITの奴隷になるか、人間らしい創造力を取り戻すか

私が子供だった昭和40年代の頃、「せまい日本、そんなに急いでどこへ行く」という交通標語が流行ったことがあります。その頃はマイカー・ブームでスピードの出し過ぎなどによる交通事故が増加傾向にあったため、このキャッチ―なコピーが考えられたのでしょう。

でも、この標語、いまのビジネスパーソンも、しっかり肝に据えておくべきなのではないでしょうか。

なぜなら、とても多くの人が時間に追われてせわしく動いているからです。どの人も目を吊り上げて足早に歩き、まるで「1分1秒たりともムダにできない」といった様相で通り過ぎていく人が少なくありません。本当に「そんなに急いでいったいどこに行くんですか」と声をかけたくなります。

時間に追われる忙しい人が増えたいちばん大きな原因は、ITが発達したせいでしょう。

みなさん考えてもみてください。いまは、一瞬にして情報が地球を駆け巡る時代です。ネットさえつなげば、地球の裏側の情報をつかむことだって可能ですし、いくつかのキーワードさえ打ち込めば膨大な情報の海から自分が求めるものを取り出すことだって可能です。

また、**みんながみんな瞬時に情報を得られるようになった時代では、その情報をどれだけスピーディに生かせるかで利益や富に大きな差が出ることも少なくありません。**とくに早い者勝ちの勝負となれば、みんな他人よりも1分でも1秒でも早く前に出ようと争うようになるでしょう。

それに、実際に「1分1秒の差」を争えるような環境も整ってきました。いまは打ち合わせや事務的連絡はわざわざ時間をかけたり会ったりしなくとも、ほとんどメールなどで済んでしまいますし、外出するにしても、ネットの乗り換え検索で交通機関の出発・到着時刻が読めるようになり、分刻みでスケジュールを立てることも可能になりました。

また、モバイル端末が普及して、電車や車での移動中に仕事をすることも当たり前になってきました。これにより「ムダな打ち合わせ時間」や「ムダな待ち時間」「ムダな移動時間」がなくなって、その分の「浮いた時間」に仕事をどんどん詰め込めるようになってきたわけです。こういう状況になれば、誰しも「仕事で他人に差をつけるなら、ほんのわずかな時間でも有効に使うようにしなきゃ」と考えるようになることでしょう。

つまり、このような事情から多くの人が時間と情報に追われるようになり、「1分1秒たりともムダにできない」という風潮に支配されるようになってきたわけです。どれをとっても似たようなものになることを「コモディティ化（均質化）」と言いますが、**いまの日本人は「1分1秒もムダにできない」という意識の点でコモディティ化**

しつつあるのではないでしょうか。

しかし、わたしたちはこのままでいいのでしょうか。

ＩＴ環境はこれからもどんどん進んでいくはずです。このままいけば、おそらくわたしたちはますます時間に追われ、ますます情報に追いまくられて忙しくなっていくばかりでしょう。もしかしたら、追いまくられているうちに時間と情報に支配され、人間らしい自由を奪われて、いつしか〝ＩＴの奴隷〟のようになっていってしまうのかもしれません。

私は、こういう時代だからこそ、ぼんやりする時間、何もしない時間を取り戻していくべきだと思います。

先の章でも申し上げましたが、これからの時代は創造性、すなわちクリエイティビティがカギとなっていきます。そして、脳の創造性を引き出していくには、意識的に「ぼんやりタイム」をつくってデフォルト・モード・ネットワークを刺激していかなくてはなりません。だから、もし少しでも他人に差をつけていきたいならば、「わずかな時間もムダにせず仕事をする」よりも、「わずかな時間を使ってぼんやりする」ほうがずっといいのです。

きっと、**これからの時代は「ぼんやりすること」が仕事の効率性や生産性を引き上げていくための重要なキーワードになってくるはずです。**

毎日時間に追われ、情報に追われ、終わりのない競争を続けながら〝ＩＴの奴隷〟となっていくか、それとも、時間や情報との果てのない競争から降りて、人間らしい脳の創造性を回復していくことができるか――。それが「ぼんやり」の大切さに気づけるかどうかにかかっているのです。

「せまい日本、そんなに急いでどこへ行く」という標語が流行った頃、日本は高度経済成長期のただ中でした。その頃は日本全土が活況に満ち、サラリーマンもめちゃくちゃ忙しかったわけですが、一方で「ぼんやりしている人」もかなり多かったような気がします。きっと、人間だけでなく、社会にとっても、「ぼんやり」は欠かすことのできない時間なのでしょう。

もっとも、だからといって私は「ＩＴを手放して、あの頃のように戻りなさい」などという主張をするつもりは毛頭ありません。現代の生活はもうＩＴなしでは成り立ちませんし、せっかく便利になった生活をわざわざ不便な状態に戻す必要なんてありません。

ただ、ＩＴが進歩して便利になった社会だからこそ、人間らしく、かしこく上手に脳を使っていきましょうということを言いたいのです。

いまの社会では、ぼんやりする時間が急速に失われつつあります。もはや**「ぼんやり」は貴重でぜいたくな時間**なのかもしれません。でも、だからこそこれからのわたしたちは、その「貴重でぜいたくな時間」の価値を見直して、有効に利用していくことを考えていくべきなのではないでしょうか。

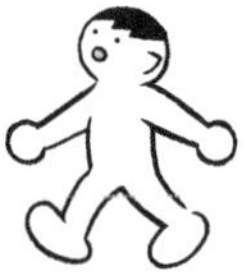

困難を乗り越えるための充電期間にすべきこと

先にも述べたように、ぼんやりすることは自分自身の生き方と向き合うことにつながります。

ぼんやりしていると、デフォルト・モード・ネットワークの「振り返り機能」が自動的に働き出して、自分のことについてあれこれと考えるようになります。たとえば、「自分の人生はいまのままでいいのだろうか」とか「ひょっとして自分が進むべき方向は間違っているんじゃないだろうか」とかと、自分や自分の人生に関することをもんもんと考えるようになるわけです。

きっと、わたしたち人間には人生のある時期、このように自分自身としっかり向き合う期間が必要なのでしょう。そして、こういうときに**とことんぼんやりしてとことん自分と向き合った人は、より自分の基盤をしっかりさせて、より強い自分をつくっていける**ものなのです。

考えてみれば、自分の使命をまっとうして偉業を成した人には、過去にもんもんと悩んだ日々を送った人が多いような気がします。

離婚と生活苦で生活保護を受けながら「ハリー・ポッター・シリーズ」を書いたJ・K・ローリング、7度の失敗と5度の破産にめげずに自動車王国を築いたヘンリー・フォード、「想像力に欠け、よい発想がまったくない」と言われて新聞社を解雇されたウォルト・ディズニー、8回も選挙に落ちたエイブラハム・リンカーン、江戸で剣術修行をしながら「自分はいったい何を成すべきなのか」と無為の日々を送っていた頃の坂本竜馬……。

このように、例を挙げ始めたら切りがありません。もちろん想像でしかありませんが、みなぼんやりとしながら「自分はこのままでいいのか」と自問自答し、自分と向き合う日々を送っていたのでしょう。

自分自身としっかり向き合うのは、かなりつらくてしんどい作業だと思います。自分の内面と向き合えば、どうしても自分の弱さやずるさ、劣等感や小ささなど、たくさんの嫌な面と対峙しなくてはなりません。

それに、〝これからどうやって生活していけばいいのだろう〟〝もしかして自分は才能がないのだろうか〟といった不安にも向き合わなくてはなりません。おそらく、つらくて不安だから、普通の人はついつい目を逸《そ》らしてしまうのかもしれません。

でも、**ちゃんと時間をかけて自分と向き合っていれば、それだけ自分を強くすることができる**のです。何度も何度も繰り返し自問自答していれば、自分の基盤をしっかり固めて、次なるステップへと挑戦して飛躍していくための準備を整えることができるのです。

先の章で「ぼんやりするのは脳を充電するようなものだ」と申し上げましたが、偉業を成してきた人たちは、しっかりボーッとする時間をとり、しっかり自分自身と向き合って、次のステップで大きくジャンプするためのエネルギーを充電していたのかもしれませんね。

何事もそうだと思いますが、次の大きなヤマを越えていくためには、自分の力量を振り返り、自分に超えられるかどうかを問い続けなくてはなりません。また、前もって心を整え、技術を磨き、体力をたくわえて、ヤマを越えられるだけの準備をしていかなくてはなりません。

わたしたちの人生において、ぼんやりすることは、そういう充電期間の役割を果たしている面もあるのかもしれません。

充電エネルギーというものは、たくさんたまればたまるほど大きな爆発力を生むことにつながるもの。きっと、日々ぼんやりしてもんもんと自分を振り返るような時間を長く送ってきた人は、よりたくさんのエネルギーを充電して、より大きな飛躍を遂げられるのではないでしょうか。

そう言えば、よくプロ野球選手などは現役を引退すると、「人生の充電期間だと思ってしばらくは体をゆっくり休めます」といった発言をします。ただ、「人生の充電期間」が必要なのはスポーツ選手だけではありません。きっと、誰にとっても「充電が必要な人生のタイミング」があるのだと思います。そのタイミングは人によってまちまちでしょうが、次のステップでさらに大きく成長するための「人生の充電の時期」があるのだと思います。

ですから、そういった「人生の充電のタイミング」が訪れたなら決して見逃すことのないようにしたいもの。みなさん、そのときは、ぜひ「ぼんやり」をうまく生かして自分を充電していくようにしてください。そして、しっかり自分と向き合い、次のステップへのエネルギーをしっかりため込んで、大きくジャンプアップをしていくようにしましょう。

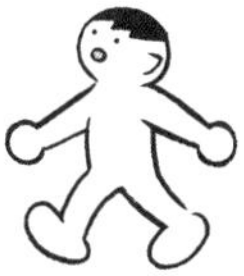

人生を豊かにする〝ギフト〟は「ぼんやり」が与えてくれる

私は「ぼんやりする時間」というのは、日々の生活の中でもたいへん豊かな時間だと思っています。

ぼんやりしていると、次にどんなイメージが浮かんでくるかわかりません。子供の頃のイメージが浮かんでくるかもしれませんし、明日のスケジュールのイメージが浮かんでくるかもしれません。あるいは、食べ物のことやファッションのことが頭に浮かぶかもしれません。

20世紀を代表する小説家・マルセル・プルーストの『失われた時を求めて』では、マドレーヌを紅茶に浸したのをきっかけにして語り手の回想が果てしなくふくらんでいきます。

それと同じように、何かを見たり聞いたりしたのをきっかけにして、頭の中で自分を主人公とした「回想の物語」や「未来のストーリー」が断片的に展開されることもあります。それに、どうしてあのことを思い出したんだろうと首をかしげるような記憶が浮かんできたり、まったく何の脈絡もなく昨日観たテレビドラマのワンシーンが浮かんできたりもします。また、ときには、自分でもびっくりするようなアイディアが浮かんでくることもあります。本当に「頭の中のイメージ劇場」では、いつ何が起ころうとも不思議ではありません。

このように、次の展開がどうなるかわからない〝自分劇場〟をボーッと眺めているのはけっこう楽しいもの。私自身も、仕事の合間などに手を休めてぼんやりしていると、〝ああ、なんて豊かでぜいたくなひとときなんだろう〟と思うことがしばしばあります。

いや、**何もせずにぼんやりとする時間は、実際にわたしたちを豊かにしてくれてい**

るのかもしれません。

先にも述べたように、「ぼんやりモード・ネットワーク」は自分の状況を振り返って立て直していくシステムです。

言わば、過去の自分を反省したり、未来の自分をイメージしたりして、いまの自分の頭の中を整えていくシステム。これは、**過去の自分や未来の自分のイメージを検索して、いまの自分にとって必要な「頭の中の引き出し」を増やしている**ようなものなのではないでしょうか。

脳の中には、「思考」「情緒」「発想」「コミュニケーション」などのさまざまな引き出しが並んでいます。ぼんやりと自分の過去のことや未来のことをイメージしていると、それらの引き出しが「いま」を生きていくのに役立つように整理され、より力を発揮できるようにリセットされるのです。

そして私は、こうした「ぼんやり」の作用は、頭の中の引き出しの中身を豊かにしてくれているようなものであり、自分という人間の中身を豊かにしてくれているものなのだろうと捉えています。

そう。**「ぼんやり」は、わたしたちの中身を豊かにしてくれる時間であり、わたしたちの人生を豊かにしてくれる時間なのです。**

過去の自分や未来の自分をさかんに行ったり来たりしながら、「いまの自分」を豊かにしてくれているのです。

ですから、いまに生きるわたしたちは、この貴重な時間を大切にしていかなくてはなりません。

「ああ、忙しい……とてもボーッとなんかしていられないし、ぼんやりしてる時間がもったいない」なんて言ってため息をついていてはダメ。私はむしろ、ぼんやりする時間を持てないことのほうがもったいないことだと思っています。日々忙しく働いて片時もボーッとすることのない日々を送っているのは、自分を豊かにする時間、自分の人生を豊かにする時間を失っているようなもの。人生において大きなソンをしているようなものなのです。

現代のわたしたちはＩＴという時代の波に押し流されて、「ぼんやりという貴重な時間」を失いかけているような気がします。でも、このまま押し流されて、ボーッとする時間、ぼんやりする習慣を失ってしまってはいけません。ぜひみなさん、失いかけたものを自分の手に取り戻すようなつもりで、つとめて「ぼんやりという貴重な時間」をクローズアップしていくようにしてください。

これまで述べてきたように、「ぼんやり」には、わたしたちの脳の力を引き出す大きなパワーが宿っているのです。ぜひ、そのパワーを生かして脳の力をフルに引き出していくようにしてください。

そのパワーを生かせば、仕事もよりいっそううまくいくはずです。自分という人間をよりいっそう輝かせることができるはずです。自分の人生をよりいっそう豊かにしていくことができるはずです。

そう、これからは「ぼんやり」で差がつく時代なのです。

さあ、みなさん、「ぼんやりパワー」を生かしていきましょう。そして、自分と自分の人生をよりいっそう充実させていきましょう。

ぼんやり脳《のう》!

2016年2月2日　第1刷発行

著者　西多昌規

発行者　土井尚道
発行所　株式会社 飛鳥新社
〒101-0003
東京都千代田区一ツ橋2-4-3 光文恒産ビル
電話(営業) 03-3263-7770
電話(編集) 03-3263-7773
http://www.asukashinsha.co.jp

編集協力　高橋明
ブックデザイン　西垂水敦+門倉直美(tobufune)
イラスト　鈴木衣津子

印刷・製本　中央精版印刷株式会社

ISBN 978-4-86410-459-3

編集担当　花島絵里奈